Notfallmedizin für Heilpraktiker

Daniel Knop

Notfallmedizin für Heilpraktiker

Daniel Knop

Mit einem Geleitwort von
Dr. med. W. Graeser

2. Auflage

Illustrationen:
Thomas Kloos

Sommer-Verlag GmbH

ISBN 3-925367-12-8

September 1986

© Sommer-Verlag GmbH
Otto-Lilienthal-Str. 3, 7835 Teningen 3, Telefon 0 76 63/20 87

Gesamtherstellung: Rombach Druckhaus KG,
Lörracher Straße 3, 7800 Freiburg im Breisgau

Für die freundliche Beratung
danke ich herzlich

Dr. med. W. Graeser
Chefarzt der Abteilung für
Anästhesie und Intensivmedizin
im Krankenhaus Bethanien, Dortmund

Dr. med. Maria Knop
Wolfsburg

Hinweis

Die medizinische Wissenschaft ist ständig in Bewegung. Unsere Kenntnisse werden durch Forschung und klinische Erfahrung, besonders im Bereich der medikamentösen Behandlung, ständig erweitert.

Dort, wo in diesem Buch die Applikation oder Dosierung eines Medikamentes angegeben ist, darf der Leser darauf vertrauen, daß Autor, Herausgeber und Verlag größte Mühe darauf verwendet haben, daß diese Empfehlungen genau dem Wissensstand zur Fertigstellung des Buches entsprechen.

Dennoch bleibt jeder Leser aufgefordert, durch Lektüre des Beipackzettels der verwendeten Präparate in eigener Verantwortung festzustellen, ob die dort gegebenen Empfehlungen von den Angaben dieses Buches abweichen. Dies gilt auch für Anwendungsbeschränkungen durch das Bundesgesundheitsamt (BGA).

Soweit in diesem Buch dem Heilpraktiker der Gebrauch rezeptpflichtiger Medikamente empfohlen wird, bezieht sich diese Empfehlung nur auf solche Notfälle, in denen ein schwächer wirksames, rezeptfreies Präparat nicht dazu geeignet wäre, die vitale Bedrohung vom Patienten abzuwenden.

Warenzeichen und geschützte Warennamen sind in diesem Buch nicht besonders kenntlich gemacht. Aus dem Fehlen eines solchen Hinweises kann also nicht geschlossen werden, daß es sich um freie Warennamen handele.

Inhaltsverzeichnis

3 Komplikationen bei Injektion und Akupunktur

4 Andere Notfallursachen

5 Die Vitalfunktionen: Atmung und Kreislauf

Geleitwort
von Dr. med. W. Graeser

Wir leben in einer Zeit, in der zum einen das schulmedizinische diagnostische und therapeutische Repertoire sehr schnell größer wird, und zum anderen zeigen sich zunehmend Meinungsdifferenzen der Experten zu speziellen Fragestellungen, so daß in vielen Bereichen von einer Standard-Lehrmeinung keine Rede mehr sein kann.

Dieser Zustand der Verunsicherung, den nicht nur der Jurist bei medizingutachterlichen Fragestellungen zu spüren bekommt, sondern auch der heilungssuchende Kranke, ist mitverantwortlich für die heute immer größer werdende Popularität alternativer Behandlungsmethoden.

Teilweise finden dabei therapeutische Prinzipien Anwendung, die in der Schulmedizin wieder aufgegeben wurden – aus welchen Gründen auch immer –, oder es kommen neue hinzu, die sich zunächst im Erprobungsstadium befinden; ja, es gibt auch den umgekehrten Weg, wo erfolgreiche Therapiemaßnahmen aus der Nicht-Schulmedizin später von der Schulmedizin aufgegriffen werden, wie jüngst etwa die Akupunktur. Ein Mangel an Integration und eine zentrifugale Meinungsvielfalt sollte bei denen, die sich um die Heilung von Krankheitszuständen bemühen, eine zentripetale Gegenreaktion auslösen, sich stets ganz und gar für den Einzelfall einzusetzen und das für ihn sinnvollste Behandlungsverfahren auszuwählen. Nur der Erfolg einer Behandlung kann der Maßstab ihrer Güte sein.

Folgerichtig ergeben sich zwei Notwendigkeiten: einmal die Anerkennung von Erfolgen alternativer Behandlungsmethoden, wo sie wirklich vorhanden sind. Zum anderen ein möglichst weitreichendes Fachwissen derjenigen Therapeuten, die keine schulmedizinische Ausbildung genossen haben. In ganz besonderem Maße gilt das Letztgesagte für den Bereich der Notfallmedizin.

Ein Patient erwartet berechtigtermaßen im Notfall von einem Heilpraktiker eine qualifiziertere Hilfe als von einem Laien, so daß dieser umgekehrt diesem Anspruch durch erweiterte Sachkenntnisse gerecht werden muß. Auch unter dem Blickwinkel auf forensische Probleme sollte darum jeder Heilpraktiker ein ausreichendes Fundament an diagnostischen und therapeutischen Kenntnissen in der Notfall-Medizin besitzen.

Das Buch von Daniel Knop schließt hier eine Lücke und wird vielen sehr hilfreich sein.

Wenn es darüber hinaus Veranlassung gibt, ein intensiveres Studium gemäß des bewußt knapp gehaltenen (und damit willkürlichen) Literaturverzeichnisses zu betreiben, hat es sicher seinen Zweck erfüllt.

Ich wünsche dem Bändchen eine gute Aufnahme und möchte abschließend den Autor zitieren (1. Aufl., S. 77): „Bei jedem Notfall muß der Heilpraktiker dafür Sorge tragen, daß die Behandlung des Patienten schnellstmöglich von einem Arzt übernommen wird."

Dortmund, im Juni 1986

Dr. med. W. Graeser

Vorwort
zur 2., überarbeiteten Auflage

Eine Neuauflage dieses Buches ist nötig geworden; ein Ereignis, das natürlich jeden Autor freut. Ebenso erfreulich aber ist, daß dieses Lehrbuch nicht nur unter Heilpraktikern, sondern auch unter naturheilkundlich arbeitenden Ärzten Freunde gefunden hat. Dies zeigt einmal mehr, daß wenigstens im Bereich der Naturheilkunde die Distanz zwischen Ärzten und Heilpraktikern nicht unüberwindlich ist.

Trotzdem sollen aber auch in der zweiten Auflage die Belange des Heilpraktikers vorangestellt werden; sowohl seine Ausbildung als auch seine spezielle rechtliche Situation verlangen nach spezifischer Literatur, die diesen Ansprüchen gerecht wird.

Dies setzt aber den „Mut zur Lücke" voraus, damit bestimmte ärztliche Hilfsmaßnahmen bewußt aus dem Buch ferngehalten werden, um den Heilpraktiker davor zu bewahren, unbewußt seine Kompetenz zu überschreiten.

Eine endotracheale Intubation oder eine Koniotomie beispielsweise dürfte unter idealen Bedingungen vielleicht auch dem gut ausgebildeten Heilpraktiker gelingen; in einer akuten Notsituation jedoch sind die Bedingungen fast immer so erschwert, daß die erfolgreiche Anwendung dieser Methoden auch bei einem ärztlichen Behandler sehr viel Routine voraussetzt. Darum wird der „notfallerfahrene" Leser diese Hilfsmaßnahmen in diesem Buch vergeblich suchen.

Glücklicherweise kommt es in der Naturheilkunde aber sehr selten zu Notfällen, die diese Maßnahmen unverzichtbar machen. In den weitaus meisten Fällen kann die Situation durch ein einfacheres Vorgehen beherrscht werden. Die dazu nötigen Maßnahmen, die dieses Buch beschreibt, müssen zu diesem Zweck aber sorgfältig studiert und in regelmäßigen Abständen wiederholt werden, damit der Heilpraktiker nicht zum „schwächsten Glied" in der Rettungskette wird.

Sandhausen bei Heidelberg, Juli 1986   Daniel Knop

Vorwort
zur ersten Auflage

Notfallmedizin für Heilpraktiker?

Die Versorgung eines Notfallpatienten erfordert in jeder Situation die Anwesenheit eines Fachmannes, eines hierin erfahrenen Arztes. Darüber soll auch der Titel dieses Buches nicht hinwegtäuschen.

Der Heilpraktiker sieht seine Zuständigkeit selbstverständlich beschränkt auf chronische Krankheiten und die chronischen Ursachen akuter Leiden, denn nur hier haben biologische Therapeutika eine volle Existenzberechtigung. In der akuten, vital bedrohlichen Krankheitssituation aber wäre jede Frage nach der biologischen Wirkungsweise eines Medikamentes völlig fehl am Platze, ja gefährlich für den Patienten.

Es muß also auch im Interesse des Heilpraktikers sein, einen Notfallpatienten schnellstmöglich der Behandlung durch einen Notarzt zuzuführen.

Bis zur Übernahme der Behandlung durch den Notarzt aber vergeht eine Zeitspanne, die eine provisorische Erstversorgung des Patienten verlangt. Diese erweiterte Form der „Ersten Hilfe", die vom Heilpraktiker in dieser Situation verlangt wird, entscheidet vielfach über Leben und Tod des Patienten. Der Notfallpatient erwartet – völlig zu Recht – in dieser Situation vom Heilpraktiker mehr als von einem Laien.

Der Heilpraktiker muß also alles tun, um auf derartige Notfallsituationen vorbereitet zu sein; er muß Kenntnisse und Fähigkeiten erwerben, die es ihm ermöglichen, im Notfall durch richtiges Handeln gesundheitliche Schäden möglichst gering zu halten.

Diese Forderung erhält eine um so größere Bedeutung, als der Heilpraktiker durch seine praktische Tätigkeit am Patienten täglich selbst ein gewisses Risiko verursacht; der Patient verlangt mit Recht, daß sein Behandler nach einer versehentlich intraarteriellen oder paravasalen Injektion die richtigen Handgriffe zu tun weiß; daß er die Kenntnisse, die Fähigkeiten und die Möglichkeiten hat, einem anaphylaktischen Schock zu begegnen und dadurch das Risiko seiner Arbeit am Patienten möglichst klein zu halten.

Vom Heilpraktiker muß also erwartet werden, daß er sich auf alle diese Gefahrensituationen ausreichend vorbereitet.

Voraussetzung dafür ist aber eine ausreichende literarische Grundlage. Die Literatur der Naturheilkunde hält bisher nur weniges bereit, das diesen Anforderungen gerecht wird. Ein Rückgriff auf die Literatur der Krankenpflege würde der Situation ebensowenig dienen, wie ein Fachbuch über die ärztliche Notfallversorgung manchen Heilpraktiker zur Überschreitung seiner Kompetenzen verleiten würde.

Um diese literarische Lücke zu schließen und dem Heilpraktiker einen breiten Überblick über das Vorgehen in den verschiedensten Notfallsituationen zu verschaffen, wurde das vorliegende Buch geschrieben.

Es beschäftigt sich auch ausführlich mit den spezifischen Gefahrensituationen der Therapieformen, die in der Naturheilpraxis durchgeführt werden, etwa der Neuraltherapie.

Es versucht, dem Heilpraktiker kurz und übersichtlich mitzuteilen, wie er in den verschiedensten Gefahrensituationen vorzugehen hat, und es geht hier zwangsläufig über das hinaus, was dem Laien in der „Ersten Hilfe" als Sofortmaßnahme angeraten wird.

Dieses Buch kann aber – wie das Büchern eigen ist – nicht praktische Fähigkeiten vermitteln und den Besuch eines Fortbildungskurses ersetzen. Die „Erste Hilfe", insbesondere die Wiederbelebung eines Patienten, wird in diesem Buch zwar deutlich beschrieben, bedarf aber der praktischen Anleitung durch einen erfahrenen Fachmann, denn im Bereich der Wiederbelebung verhilft erst die praktische Übung zu Fähigkeiten, mit denen ein Menschenleben gerettet werden kann.

Die regelmäßige Lektüre dieser Notfallmaßnahmen aber, zur Vertiefung und Auffrischung der Kenntnisse, sollte Voraussetzung sein für die praktische Arbeit am Patienten, die ja leider immer mit einem gewissen Notfallrisiko behaftet ist.

Dieses Buch soll uns Heilpraktikern die Möglichkeit geben, auf drohende Notfallsituationen vorbereitet zu sein, und uns dadurch erlauben, unsere Patienten in unserem Sinne zu behandeln.

Sandhausen bei Heidelberg, im Februar 1985   Daniel Knop

Die rechtliche Situation des Heilpraktikers in der Notfallversorgung

Die Behandlung eines Notfallpatienten ist nicht Sache des Heilpraktikers. Das widerspräche dem Charakter der Naturheilkunde, denn man hat sich hier ja vor allem den chronischen Leiden zugewandt.

Die Notfallbehandlung ist und bleibt ein Privileg des Arztes, denn dieser hat dafür die besseren Voraussetzungen und ist auch oft darauf spezialisiert. Man muß hier aber unterscheiden zwischen der „Notfallbehandlung" und der „Notfallversorgung". Die Qualität der Erstversorgung entscheidet in einem Notfall oft darüber, ob eine „Behandlung" dieses Patienten überhaupt noch möglich ist.

Selbstverständlich hält auch die Naturheilkunde vieles bereit, das auch bei akuten Erkrankungen lindern oder helfen kann. Hierbei werden aber keine „echten" Notfälle behandelt. Man kann nicht von einem Notfall im engeren Sinne sprechen, wenn zum Beispiel durch die – sicher sehr sinnvolle – Akupressur des Kleinfingers ein drohender Kreislaufkollaps abgewendet werden soll.

Ein Notfall liegt vielmehr dann vor, wenn es zu einer vital bedrohlichen Situation kommt. Genau hier aber ist die Frage nach der biologischen Wirkungsweise eines Präparates völlig fehl am Platze, ja sogar gefährlich für den Patienten. Der Notfallpatient erwartet hier, daß zu seiner Versorgung nur diejenigen Methoden angewendet werden, die nach Ansicht der Schulmedizin die größtmögliche Aussicht auf Erfolg haben. Dies ist schließlich auch die Elle, mit der ein Gericht die Notfallmaßnahmen des Heilpraktikers im Zweifelsfall messen würde.

Der Heilpraktiker muß also die Behandlung eines vital bedrohten Notfallpatienten baldmöglichst einem Arzt überlassen und bis zu dieser Behandlungsübernahme eine einwandfreie Notfallversorgung garantieren. Dabei muß er auch neueste Erkenntnisse der Schulmedizin berücksichtigen, wie beispielsweise die umwälzende Erkenntnis, daß das seit beinahe zwanzig Jahren empfohlene und verwendete Präparat „Alupent" in der Reanimation praktisch völlig wirkungslos ist. Hier hat die Anästhesie fast zwei Jahrzehnte gebraucht, um einen Irrtum zu erkennen, und wer heute noch dem gleichen Irrtum erliegt, wird sich spätere Vorwürfe nicht ersparen können.

Der Heilpraktiker muß also alles tun, um auf derartige Notfallsituationen vorbereitet zu sein; er muß nicht nur die Kenntnisse und die Fähigkeiten haben, um den Notfall zu beherrschen, sondern auch die dazu notwendigen Medikamente. Spätestens hier aber beginnen die Schwierigkeiten, denn – wie allgemein bekannt – verbietet das Arzneimittelgesetz vom 24. 8. 1976 dem Heilpraktiker das Verschreiben rezeptpflichtiger Präparate. Dadurch ist zwar die Anwendung solcher Mittel in der Praxis noch nicht ausdrücklich verboten, aber sie ist zumindest deutlich erschwert. Ob dies im Notfall immer im Sinne des Patienten ist, mag dahingestellt bleiben, aber der Zugang zu diesen Medikamenten ist dem Heilpraktiker zunächst verwehrt.

In manchen Fällen mag es auch durchaus möglich sein, das verschreibungspflichtige Präparat durch ein rezeptfreies zu ersetzen, aber zumindest bei der Reanimation sind solche Bemühungen sinnlos, ja sogar gefährlich. Gefährlich nicht nur für den Patienten, sondern auch für den Berufsstand des Heilpraktikers, denn nichts ist besser dazu geeignet, die Naturheilkunde zu diskreditieren, als ein nicht beherrschter Notfall. Bei einer schweren anaphylaktischen Reaktion sind zum Beispiel Adrenalin und Kortison absolut unersetzlich.

Ganz ohne verschreibungspflichtige Notfallmedikamente kommt also auch der biologisch arbeitende Therapeut nicht aus. Doch wer die erste Hürde überwunden hat und im Besitz der notwendigen Präparate ist, sieht sich unversehens mit der zweiten Schwierigkeit konfrontiert: der rechtlichen Situation. Wie oben angedeutet, verbietet das Arzneimittelgesetz dem Heilpraktiker zwar nur das Verschreiben der rezeptpflichtigen Medikamente, was ja deren Anwendung im Notfall noch nicht eindeutig ausschließt, aber der Behandler hat zunächst erst einmal ein schlechtes Gewissen.

Kann der Notfall durch die sachgemäße Applikation der nötigen Präparate unter Kontrolle gebracht werden, ohne daß dem Patienten irgendein Schaden daraus entsteht, so wird dem Heilpraktiker sicher kaum jemand einen Vorwurf machen.

Ganz anders wäre die Situation aber bei einer erfolglosen Anwendung der Notfallmedikamente. Selbst wenn hier nach allen Regeln der ärztlichen Kunst verfahren wurde, werden kritische Stimmen aus dem Lager der Schulmedizin den Heilpraktiker für alle Folgen verantwortlich machen.

Er wird sich – auch bei sachgerechter Anwendung des Notfallpräparates – nicht ganz von dem Vorwurf befreien können, durch ein fehlindiziertes Präparat die Überlebenschancen des Patienten geschmälert zu haben, selbst wenn dieser Vorwurf unberechtigt sein sollte. Man wird das Vorgehen des Heilpraktikers als Kompetenzüberschreitung werten, was möglicherweise sogar zu berufsrechtlichen Konsequenzen führt.

Die Lücke im Arzneimittelgesetz, die dem Heilpraktiker im Notfall auf Umwegen die Anwendung rezeptpflichtiger Präparate ermöglicht, ist also nicht mehr als ein rechtsleerer Raum, gewissermaßen das Loch im Paragraphenzeichen. Es wäre sicher nicht auszuschließen, daß der Gesetzgeber sich nach spektakulären Vorkommnissen Gedanken über Abhilfe machen könnte, um die Gesetzeslücke zu schließen. Daß dies zum Nachteil der Heilpraktiker und ihrer Patienten gereichen würde, bedarf keiner näheren Erwähnung.

Ziel aller Heilpraktiker sollte es also sein, von dieser Möglichkeit nur im äußersten Notfall Gebrauch zu machen und außerhalb dieser vitalen Bedrohung rezeptpflichtige Präparate grundsätzlich nicht zu verwenden. Der gelegentlich praktizierte Gebrauch verschreibungspflichtiger Analgetika zum Beispiel hat fast nie eine vitale Indikation, und krankheitsbedingte Komplikationen, die nach dieser Medikamentengabe auftreten, würden von bösen Kritikern möglicherweise als „Folge einer Fehlmedikation" ausgelegt. Gegen diesen Vorwurf wird man sich kaum wehren können, zumal die Gutachter, die eine richterliche Entscheidung wesentlich beeinflussen können, in aller Regel ja aus dem schulmedizinischen Lager kommen.

Viele Kollegen verzichten daher – auch im Notfall – ganz auf rezeptpflichtige Medikamente, um Konflikten mit dem Arzneimittelgesetz von vornherein aus dem Weg zu gehen. Aber auch hier findet sich eine Fußangel. Hier wird die Wichtigkeit einiger Präparate – im wesentlichen geht es hierbei um Adrenalin und Kortison – für die Beherrschung eines Notfalles unterschätzt. Wer diese Medikamente zum Beispiel aus seinem Notfallkoffer verbannt hat, ist außerstande, eine anaphylaktische Reaktion in den Griff zu bekommen. Folglich dürfte dieser Kollege bei seiner Praxisarbeit niemals das Risiko einer Anaphylaxie eingehen, das ja – genaugenommen – bei jedweder Injektion besteht.

Das aber wird in der Praxis kaum möglich sein, und so wird kaum ein Kollege daran vorbeikommen, wenigstens die elementarsten Notfallpräparate bereitzuhalten, wenn er mit der Spritze arbeitet.

Hier ist es also nötig, sich abzusichern. Die beste rechtliche Absicherung ist das – so oft empfohlene – Gespräch mit dem Amtsarzt. Der leitende Amtsarzt des zuständigen Gesundheitsamtes kann, im persönlichen Gespräch von der Notwendigkeit überzeugt, ein Privatrezept ausstellen und so den Weg zur Beherrschung des Notfalles ebnen. Die Betonung liegt hierbei auf dem Wörtchen „kann", denn nicht jeder Amtsarzt entscheidet hier zum Vorteil des Heilpraktikers und seiner Patienten.

Aber auch der verständnisvolle Amtsarzt wird sich vor seiner Entscheidung davon überzeugen, daß der Heilpraktiker mit dem Notfallpräparat umzugehen weiß, daß er die nötigen Fachkenntnisse besitzt, um dieses Medikament im Notfall sicher anzuwenden. Außerdem muß er sicher sein, daß die Anwendung auf einen vital bedrohlichen Notfall beschränkt bliebe. Hätte er daran auch nur die geringsten Zweifel, so wäre sicher nicht mit seinem Einverständnis zu rechnen.

Weiterhin ist es wichtig, sich auf das Allernotwendigste zu beschränken. Schon bei der Wahl der Präparate sollte die vitale Indikation deutlich werden. Wer ein ganzes Arsenal rezeptpflichtiger Präparate anstrebt, darunter vielleicht auch Analgetika oder Bronchospasmolytika, Medikamente also, die auch im Notfall nur selten vital indiziert sind, der wird sich wahrscheinlich enttäuscht sehen.

Anders ist dies erfahrungsgemäß bei den Präparaten, die wie oben angedeutet die Beherrschung des anaphylaktischen Schocks ermöglichen oder bei der Reanimation behilflich sind: Adrenalin und Kortison. Hier ist die Gefahr der ungerechtfertigten Anwendung geringer, und der Amtsarzt wird sich leichter von der Notwendigkeit überzeugen lassen.

Selbstverständlich wird man nur um eine kleine Menge der Präparate bitten, gerade so viel, daß es für den Praxisnotfall ausreicht. Je sicherer ein Mißbrauch ausgeschlossen ist, desto größer ist die Wahrscheinlichkeit einer Zusage. Leider gibt es aber gelegentlich doch Fälle, in denen einzelne Kollegen z. B. rezeptpflichtige Analgetika bei Gallenkolik-Patienten anwenden und darüber anschließend in Heilpraktiker-Fachzeitschriften berichten, gewissermaßen als Fallbeschreibung. Würden derartige Beispiele Schule machen, so wäre es sicher nur eine Frage der Zeit, bis verständnisvolle Amtsärzte der Vergangenheit angehörten.

Wer aber bei einem Gespräch mit dem Amtsarzt kein Glück hatte, der sollte sich nach einer anderen Möglichkeit umsehen, um an sein Ziel zu gelangen. Letztendlich reicht das Rezept eines jeden Arztes aus, um zu bekommen, was für den Notfall feit.

Eine andere, allerdings etwas fragwürdige Alternative ist, was vor einiger Zeit in einem Heilpraktiker-Fachblatt publiziert wurde: Man nehme ein Rezept über das gewünschte Notfallpräparat, das der Heilpraktiker in doppelter Ausfertigung für sich selbst ausgestellt hat, und versehe es mit dem Zusatz „ad usum proprium – Notfallkoffer". Dem Fachartikel zufolge soll der Apotheker dann berechtigt sein, eine notfallangemessene Menge des rezeptpflichtigen Präparates an den Heilpraktiker abzugeben. Nach Aussage mehrerer Apotheker entbehrt dieser Vorschlag allerdings jeder rechtlichen Grundlage. Dennoch sei es den Kollegen ungenommen, hier eigene Erfahrungen zu sammeln.

Dem Heilpraktiker, der die Risiken seiner Praxisarbeit auf eine rechtlich möglichst einwandfreie Weise absichern möchte, kann man – kurz formuliert – also folgende Ratschläge mit auf den Weg geben:

Informieren Sie sich anhand einschlägiger Fachliteratur über die Notfallmaßnahmen und frischen Sie diese Kenntnisse regelmäßig auf. Auch der Besuch einer Fortbildungsveranstaltung in Sachen Wiederbelebung ist hier nicht zu umgehen.

Informieren Sie sich gründlich über die einzelnen rezeptpflichtigen (und rezeptfreien) Notfallpräparate und ihre Anwendung.

Suchen Sie das Gespräch mit dem leitenden Amtsarzt des zuständigen Gesundheitsamtes. Versuchen Sie, ihn im persönlichen Gespräch von der Notwendigkeit Ihres Vorhabens und vom Vorhandensein Ihrer Fachkenntnisse zu überzeugen.

Beschränken Sie sich bei der Wahl rezeptpflichtiger Präparate auf möglichst wenige Medikamente mit vitaler Indikation.

Wenden Sie diese Präparate nur dort an, wo sie zur Aufrechterhaltung der Vitalfunktionen unerläßlich sind.

Vermeiden Sie – auch in Publikationen – den Eindruck, der Heilpraktiker überschreite seine Kompetenzen.

Wer all diese Grundsätze beherzigt, dürfte damit alles derzeit Mögliche getan haben, um sich für einen Praxisnotfall rechtlich abzusichern.

Der Notfallkoffer

Der Heilpraktiker muß Notfallmedikamente und -material in seiner Praxis bereithalten, um für den Ernstfall gewappnet zu sein. Dies wird sicher in der Regel auch so gehandhabt, doch manchmal fehlt dabei die Übersichtlichkeit, die im Ernstfall so wichtig sein kann. Die Notfall-Utensilien sind oftmals über das gesamte Sprechzimmer verteilt, und bei einem Hausbesuch wird leider sehr häufig die Notwendigkeit übersehen, das Material bei sich zu führen.

Es ist eine sehr erfreuliche Tatsache, daß in den Naturheilpraxen außerordentlich wenige Notfälle auftreten. Dies sollte jedoch niemanden zum Leichtsinn verführen, wenn es noch lange so bleiben soll. Wer Notfallmaterial und -medikamente übersichtlich und leicht transportabel an einem Ort unterbringen will, der ist mit einem Notfallkoffer gut beraten.

Hierfür bieten sich mehrere Möglichkeiten. Zum einen kann ein speziell für diesen Zweck hergestellter Koffer im medizinischen Fachhandel erstanden werden, der dann mit allen nötigen Utensilien gefüllt wird. Diese Behälter eignen sich dazu natürlich hervorragend, doch sind sie nicht immer ganz billig. Zum anderen kann aber auch ein – meist erheblich preiswerterer – üblicher Koffer zweckentfremdet werden. Besonders zu empfehlen wären hier die Aluminiumkoffer aus dem Fotozubehör. Sie sind stoßfest, wassergeschützt, und die nötigen Zwischenwände sind hier meist schon vorhanden.

Wer aber der etwas zeitraubenden Prozedur entgehen will, sich den Koffer selbst auszurüsten, der kann seit kurzem auf ein Produkt der Firma BIT-Vertrieb, 7835 Teningen, zurückgreifen. Diese Firma bietet seit einiger Zeit sehr preiswert einen fertig ausgerüsteten Notfallkoffer an, der speziell für den Heilpraktiker zusammengestellt wurde.

In jedem Falle sollte man aber darauf achten, daß der Koffer sehr klein und leicht ist, damit man ihn auch unterwegs gern bei sich hat. Ein zu großer oder schwerer Koffer würde beispielsweise bei Autofahrten sehr schnell lästig. Man kommt also nicht daran vorbei, sich auf das Allernotwendigste zu beschränken.

Dennoch gibt es einige Dinge, die darin keinesfalls fehlen sollten. Zur Veranschaulichung soll hier der Koffer der Firma BIT-Vertrieb dienen, denn seine Inhaltsaufstellung könnte gleichermaßen für einen individuell zusammengestellten Koffer gelten.

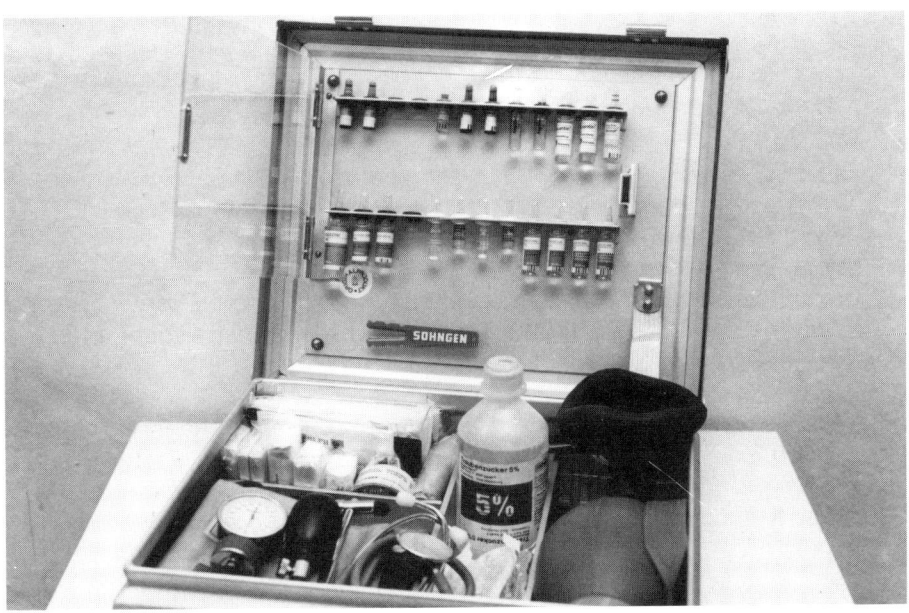

Zuallererst wäre eine saubere Trennung der einzelnen Bereiche „Beatmung", „Diagnostik", „Injektion/Infusion" und „Verbandmaterial" wichtig. Werden diese Bereiche allzusehr vermischt, fehlt dem Koffer die Übersichtlichkeit, die in einer meist recht hektischen Notfallsituation dringend nötig ist. Zudem muß man jederzeit damit rechnen, daß – beispielsweise bei einer Reanimation – eine Hilfsperson dem Koffer bestimmte Dinge entnehmen muß. Schon daher empfiehlt sich eine klare und übersichtliche Kennzeichnung aller einzelnen Bereiche.

Im Beatmungsteil sind folgende Dinge unerläßlich:

- Beatmungsbeutel (Rubenbeutel) und
- Beatmungsmaske Gr. 5 (Erwachsene)
  (evtl. zu ersetzen durch Oro-Tubus)
- Guedel-Tuben Gr. 1 (Säugling)
  Gr. 3 (Kind)
  Gr. 5 (Erwachsene)
  (evtl. zu ersetzen durch Safar-Tubus)
- Gummi-Beißkeil
- Plastiktüte, ca. 1–2 l fassend (Hyperventilation)

Bei allem, was über diese Aufstellung hinausgeht, muß sehr sorgfältig abgewogen werden. Dinge, wie eine Sekret-Absaugpumpe, können unter Umständen noch in den Koffer aufgenommen werden, besonders wenn es sich um einen leichten Plastik-Einmalartikel handelt. Ebenso kann, wie es im Falle des vorliegenden Koffers geschehen ist, die Plastiktüte durch eine Kunststoff-Hyperventilationsmaske ersetzt werden. Dinge wie ein Notintubations-Besteck sind hier aber in der Regel durchaus entbehrlich, zumal ihre sichere Anwendung in einer hektischen Notsituation ein großes Maß an Routine verlangt. Ebenfalls entbehrlich ist gewöhnlich eine Sauerstoffflasche, die zwar gelegentlich gute Dienste leisten könnte, wegen ihres hohen Gewichtes aber auch oft sehr hinderlich wäre. Sie kann, wenn sie notwendig erscheint, in einer zusätzlichen Tasche untergebracht werden.

Im Bereich „Diagnostik" ist folgendes Zubehör unverzichtbar:

- Blutdruckmesser
- Stethoskop
- Diagnostikleuchte (Taschenlampe)
- Reflexhammer

Im Teil „Injektion/Infusion" werden folgende Dinge benötigt:

Injektion:

- Einmalspritzen 2 – 5 – 10 ml
- Einmalkanülen Nr. 1 – 12 – 14

- Alkoholtupfer
- Staubinde (besser zwei)
- Ampullenöffner

Infusion:
- Infusionsbesteck (mindestens zwei Exemplare)
- Venenverweilkanülen (zwei bis drei Exemplare)
- Physiologische Kochsalzlösung (wenigstens 500 ml)

Das Mitführen mehrerer verschiedener Infusionslösungen brächte kaum Vorteile und ist wegen des großen Platzbedarfes nicht zu empfehlen. Die NaCl-Lösung läßt sich mit entsprechenden Präparaten leicht in eine Elektrolyt- oder eine Glukoselösung verwandeln, so daß man sich hier guten Gewissens beschränken kann. Selbstverständlich muß die Infusionslösung wegen ihrer beschränkten Haltbarkeit in regelmäßigen Abständen kontrolliert werden; das Verfalldatum darf nicht überschritten werden.

Im Bereich „Verbandmaterial" wäre es sicher sinnvoll, sich an die DIN-Norm 13164 zu halten, welche den Inhalt des Auto-Verbandkastens vorschreibt. Zur Anregung seien hier die Verbandmittel des abgebildeten Koffers beschrieben:
aluderm-Verbandtuch 40 × 60 cm
aluderm-Kompressen 20 × 20 cm
aluderm-Kompressen 10 × 10 cm
aluderm-Alukap-Kopfverbandhaube
aluderm-Verbandpäckchen
Druckverbandpäckchen
elastische Mullbinden 4 × 8 cm
Leukosilk 5 m × 2,5 cm
Dreiecktuch
Sirius-Rettungsdecke
Kleiderschere

Erwähnenswert wäre an dieser Stelle auch noch, daß das Mitführen eines Notfallkoffers den Autofahrer nicht von der Pflicht befreit, im Auto einen separaten, nach der DIN-Norm 13164 ausgestatteten Auto-Verbandkasten bereitzuhalten, selbst wenn man seinen Notfallkoffer völlig normgerecht ausgestattet hat. Der Gesetzgeber erwartet hier einen speziell für dieses Fahrzeug bereitgestellten Verbandkasten mit der Aufschrift „DIN 13164".

Die Notfallmedikamente

Zum Schluß fehlen unserem Koffer nur noch die Notfallmedikamente. Zu diesem Thema können hier nur Empfehlungen gegeben werden, die Entscheidung für oder wider das einzelne Präparat muß jeder Therapeut selbst fällen. Grundsätzlich ist es für den Heilpraktiker aber sehr wichtig, allgemein gängige Notfallmedikamente, die der Rezeptpflicht unterliegen, so weit wie möglich durch rezeptfreie zu ersetzen. Das ist zwar nicht bei allen Präparaten möglich, aber wenn die Anwendung rezeptpflichtiger Medikamente durch Heilpraktiker im Notfall darauf beschränkt bleibt, die Vitalfunktionen des Patienten zu erhalten, bis der Notarzt eintrifft, sind wenigstens grobe Verstöße gegen bestehende Vorschriften ausgeschlossen.

Die im folgenden Präparateteil enthaltenen Angaben über die Indikationen, Kontraindikationen und Dosierungen der Medikamente beziehen sich nur auf die Verwendung im Notfall. Bei jeder Behandlung, die über einen solchen Notfall hinausgeht, muß anhand des Beipackzettels aller verwendeten Präparate festgestellt werden, ob die Angaben des Herstellers hiervon abweichen (siehe dazu auch den Hinweis zum Beginn des Buches).

Im einzelnen werden die folgenden Präparate für den Notfallkoffer empfohlen:

Angifin-Amp.	(NAM)
Calcium gluconicum-Lösg. 10 %	(OTW)
Effortil-Amp.	(Boehringer-Ingelh.)
Elomel salvia	(Boehringer-Mannh.)
Glukoselösg. 5 %, 20 %	(Boehringer-Mannh.)
Kinetin	(Schering)
Lidocain 1 %	(Drobena)
Natriumbicarbonat-salvia	
(8,4 g/100 ml = 1 Molar)	
20 ml-Amp.	(Boehringer-Mannh.)
Procain	(Drobena)
Spantin-Amp.	(Pharmacia)
Suprarenin, RP,	(Hoechst)
Tavegil-Amp.	(Sandoz)

Volon-A-solubile, RP,   (Heyden)
Kohle-Compretten   (Merck)
Natriumsulfat   (Merck)
Kochsalz (Brechmittel)

Notfallmedikamente und ihre Anwendung

W: = Wirkungsweise
A: = Anwendung
D: = Dosierung
K: = Kontraindikationen

Angifin

W.:   Der Wirkstoff Khellin entfaltet bei Krampfzuständen, speziell im koronaren und zerebralen Bereich, eine gefäßdilatatorische Wirkung.

A.:   i.v., s.c. oder i.m.
Bei schweren, akuten Anfällen 2–3 × täglich eine Ampulle.

K.:   Bei der Epilepsie darf Angifin nicht i.v. verabreicht werden.

Calzium gluconicum – Lösung 10 %

W.:   Mineralpräparat zur parenteralen Kalziumtherapie.

A.:   10 ml langsam intravenös oder tief intramuskulär (wird Kalzium im Fettgewebe deponiert, so kommt es zu einem sterilen Spritzenabszeß; Kalzium ist nicht löslich und kann daher nicht abtransportiert werden).

K.:   Hyperkalzämie, Hyperkalzurie. Keine intravenöse Verabreichung bei digitalisierten Patienten, da Kalzium die Empfindlichkeit gegenüber Herzglykosiden erhöht.

Effortil

W.: Antihypotonikum.

A.: Herzkreislaufversagen, schockbedingte Störungen mit Verminderung von Herzleistung und venösem Rückfluß (periphere Vasodilatation).
Die gleichzeitige Anwendung von β-Rezeptorenblockern soll wegen der Möglichkeit überschießender Bradykardien vermieden werden.
Bei Bedarf in 1–3stündigen Abständen 1 ml s.c. oder i.m.

K.: Tachykardie und Patienten, bei denen das Risiko einer Tachykardie nicht eingegangen werden darf.

Elomel salvia

W.: Elektrolytlösung.

A.: Intravenöse Infusion zum kurzfristigen Ersatz von intravasalen Flüssigkeiten, isotone und hypotone Dehydratation, Verlust extrazellulärer Flüssigkeiten, evtl. als Trägersubstanz für Arzneimittel.

K.: Dekompensierte Herzinsuffizienz, Lungenödem, Oligurie, Anurie.

Glukoselösung 5 %, 20 %

W.: Kohlenhydratlösung.

A.: Intravenöse Injektion/Infusion zur Zufuhr von Kohlenhydraten, bei hypoglykämischen Zuständen, evtl. als Trägerlösung für Medikamente (z. B. Elektrolytkonzentrate).

K.: Hyperglykämie, dekompensierte Herzinsuffizienz, Lungenödem, Oligurie, Anurie.

Kinetin

W.: Der Wirkstoff Hyaluronidase (aus Stierhoden) beschleunigt die Resorption von Medikamenten im Gewebe.

A.: Resorptionsbeschleunigung subkutaner Infusionen, zum schnelleren Erreichen eines wirksamen Gewebsspiegels bei subkutanen oder intramuskulären Injektionen, Ausdehnung des anästhesierten Bereiches bei der Lokalanästhesie (in der Neuraltherapie verringerte Höchstdosis beachten!), zur Resorptions- und Verteilungsförderung bei versehentlich paravasalen Injektionen.

K.: Injektion in infiziertes Gewebe oder in maligne Tumoren, selten allergische Reaktionen (Schocksymptomatik) möglich.

Lidocain 1 %

W.: Lokalanästhetikum.

A.: Lidocain führt seltener zu allergischen Reaktionen als Procain, läßt aber bei zu hoher Dosierung eher toxische Wirkungen erwarten, als das bei Procain der Fall wäre.
Lidocain führt zu einem ausgedehnteren Anästhesiebezirk als Procain (schnelle Gewebsdiffusion), muß aber von der Leber entgiftet werden, während das Procain sich in 20 bis 40 Min. in die beiden Antihistaminkörper p-Aminobenzoesäure (PAB) und Diäthyl-aminoäthanol aufspaltet; nur ein sehr geringer Teil wird der Leber zur Entgiftung zugeführt.

K.: Schwere Überleitungsstörungen (AV-Block), akut dekompensierte Herzinsuffizienz, Schock, erhöhte Krampfbereitschaft, Überempfindlichkeit gegenüber Lokalanästhetika vom Amid-Typ.

Höchstdosis:
Lidocain: 0,5 % = 80 ml
1 % = 20 ml
bei intravenöser Gabe 1 ml

Es ist zu beachten, daß die Toxizität eines Lokalanästhetikums mit dem Quadrat der Konzentration ansteigt. 2prozentiges Lidocain wird in der Neuraltherapie und in der Lokalanästhesie grundsätzlich nicht verwendet.
(Siehe auch Kapitel „Komplikationen bei der Neuraltherapie", „Überdosierungen, toxische Wirkungen".)

Natriumchlorid (NaCl)

W.: Kochsalz, gelöst in Aqua destillata.

A.: Intravenöse Infusion zum kurzfristigen Ersatz intravasaler Flüssig-keiten, isotone und hypotone Dehydratation, Verlust extrazellulärer Flüssigkeiten. Evtl. als Trägersubstanz für Medikamente zu verwenden.

K.: Bei Anwendung in physiologischer Konzentration (0,9 %) nur: dekompensierte Herzinsuffizienz, Lungenödem, Oligurie, Anurie.

Natriumbicarbonat-Lösung Salvia 8,4 %

W.: Säurepuffer.

A.: Behandlung von schweren Azidosen, besonders Sauerstoff-Man-gel-Azidose und Ketoazidose bei diabetischem Koma.
Nur als Zusatz zu Infusionslösungen verwenden. Nur im Notfall bei lebensbedrohlicher Azidose (z. B. beim Herz-Kreislauf-Stillstand) kann Natriumbicarbonat 8,4 % unverdünnt i.v. gegeben werden.
Bei Überdosierung kurzdauernde, hypokalzämische Tetanie mög-lich.

K.: Alkalosen, Hypernaträmie, nicht mit phosphat-, calcium- oder ma-gnesiumhaltigen Lösungen mischen.

Procain

W.: Lokalanästhetikum.

A.: Procain führt etwas häufiger zu allergischen Reaktionen als Lido-cain. Der anästhesierte Gewebsbezirk ist bei Anwendung von Pro-cain etwas kleiner als bei Lidocain, dagegen stellt Procain aber kei-ne Leberbelastung dar, weil es sich nach ca. 20 bis 40 Minuten in die beiden Antihistaminkörper p-Aminobenzoe-Säure und Diäthyl-amino-äthanol aufspaltet. Lidocain hingegen muß über die Leber entgiftet werden.

Höchstdosis Procain: 1 % = 100 ml
                          2 % = 25 ml.

Bei intravenöser Gabe: 1 ml ein- oder zweiprozentiges Procain. Bei Zusatz des Procain-Antidots Coffein erhöht sich die Procain-Toleranz des Körpers um ca. 30–40 % (z. B. Impletol/Bayer).
Es ist zu beachten, daß die Toxizität eines Lokalanästhetikums mit dem Quadrat der Konzentration ansteigt.

Procain mit gefäßverengenden Zusätzen wird in der Neuraltherapie grundsätzlich nicht verwendet und ist für die Erstversorgung in der Notfalltherapie ebenfalls nicht zu empfehlen, da diese Zusätze (z. B. Adrenalin) die Toxizität des Procains auf das Zehnfache erhöhen.
(Siehe auch Kapitel „Komplikationen bei der Neuraltherapie", Überdosierungen, toxische Wirkungen).

K.: Akut dekompensierte Herzinsuffizienz, schwere Überleitungsstörungen (AV-Block), Procainallergie. Sulfonamidwirkung wird durch Procain verringert.

Spantin

W.: Der Wirkstoff Proxyphyllin hat eine bronchospasmolytische Wirkung.

A.: Asthma bronchiale, chronische Bronchitis, Lungenemphysem, Bronchiektasen, andere Lungenerkrankungen mit Bronchospasmen.

D.: Im akuten Anfall 10 ml intravenös, weitere 10 ml i.v., wenn sich innerhalb von 30 Min. keine Besserung gezeigt hat (Höchstdosis 4 × 10 ml/Tag).

Im Status asthmaticus initial 15 ml intravenös, falls sich innerhalb von 30 Min. keine Besserung eingestellt hat, weitere 15 ml i.v. (Höchstdosis 4 × 15 ml/Tag).
Intravenös langsam spritzen. Tritt eine Besserung noch während der i.v.-Injektion ein, wird der Rest als Depot intramuskulär gegeben.

K.: Keine.

Suprarenin 1 : 1000 (Adrenalin) (Rp)

W.: Sympathikomimetische Wirkung.

A.: Allergische Reaktionen (anaphylaktischer Schock), verschiedene Schockformen.

D.: Lösung 1:1000 wird nur in zehnfacher Verdünnung mit NaCl intravenös gegeben: 0,25 bis 0,8 ml (je nach Körpergewicht) intravenös, besser in der Infusion.

K.: Im Notfall keine.

Tavegil

W.: Antihistaminikum.

A.: Akute Allergien, anaphylaktischer Schock. Im Notfall eine Ampulle (5 ml) intravenös.

K.: Im Notfall keine.

Volon-A-solubile (Rp)

W.: Hochdosiertes Glukokortikoid.

A.: Hirnödem durch Schädel-Hirn-Verletzungen, Schlaganfall oder Hirntumoren, anaphylaktischer Schock.

D.: Normdosis beim Erw.: 80 mg (2 ml). Anaphylaktischer Schock: 200 mg langsam i.v.

K.: Im Notfall keine.

Kochsalz (Natriumchlorid) in ungelöster Form

W.: Gelöst in hoher Konzentration Auslösung von Erbrechen.

A.: Bei Vergiftungen wird konzentrierte Salzlösung oral zugeführt, um durch Erbrechen den Magen zu entleeren. Gleichzeitig führt die Salzlösung zu einem Pylorospasmus, der den weiteren Übertritt von Mageninhalt in das Duodenum verhindert.
3 gehäufte Teelöffel Kochsalz werden in einem Glas warmen Wassers gelöst und langsam getrunken.

K.: Orale Aufnahme von Säuren oder Laugen mit Schädigung der Speisewege.

Kohle-Compretten

W.: Adsorbans bei Vergiftungen.

Wirksam bei: Wasch- und Reinigungsmitteln, organischen Lösungsmitteln (Benzol, Diethylamin etc.), Pilzgiften, Bakterientoxinen.

Nicht wirksam gegen Ätzmittel, nicht wasserlösliche Substanzen (z. B. Tolbutamid), Mineralsäuren und Natriumsulfat.

A.: Verabreichung immer zusammen mit Natriumsulfat (Glaubersalz, Laxans), um die Ausscheidung zu beschleunigen.

D.: Erwachsene: 10 g
Kinder: 5 g
Säuglinge: 2,5 g.
(Eine Komprette enthält 0,25 g.)

Natriumsulfat

A.: Anwendung zusammen mit Medizinalkohle bei Vergiftungen, um die Ausscheidung des Kohle-Gift-Komplexes zu beschleunigen.

D.: Nach Gabe von Medizinalkohle 1 gehäuften Teelöffel Natriumsulfat in ½ Glas Wasser.

Infusionen

Bei verschiedenen Formen des Flüssigkeitsverlustes kann es nötig werden, dem Blutkreislauf eine größere Menge Flüssigkeit zuzuführen. Dies gilt sowohl für exogene (Blutverlust) als auch für endogene Ursachen (starker Brechdurchfall, Schock). Dieser Blutflüssigkeitsersatz kann, zum Beispiel bei Blutungen, natürlich nicht die Funktionen des Blutes übernehmen, denn es werden ja keine festen Blutbestandteile übertragen. Die zugeführte Flüssigkeit soll lediglich das Kreislaufsystem auffüllen, damit die „mechanische" Kreislauffunktion, die Hämodynamik, erhalten bleibt, und die noch vorhandenen festen Blutbestandteile transportiert werden können.

Hier müssen zwei Arten von Infusionslösungen unterschieden werden: die kolloidalen und die kristalloiden. Die kolloidalen Lösungen (z.B. Dextranlösungen oder Gelantinelösungen) sind in ihrer Zusammensetzung dem Blutplasma recht ähnlich und verbleiben in der Regel etwa zwei Stunden im Körper. Leider verursachen sie aber gelegentlich allergische Reaktionen, die sich sogar als Anaphylaxie äußern können und dann natürlich nur schwer zu beherrschen sind. Daher empfiehlt sich für den Heilpraktiker eher die Verwendung der zweiten Gruppe, der kristalloiden Infusionslösungen.

Hierbei handelt es sich im Grunde um nichts anderes als um Natriumchlorid-Lösung, der in einigen Fällen noch Zusätze beigemischt wurden. Auf diese Weise kann man aus der Kochsalzlösung zum Beispiel eine Glukoselösung oder eine Elektrolytlösung herstellen. Dieses Infusionspräparat wird natürlich keine allergischen Reaktionen provozieren, doch leider verbleibt es nicht länger im Organismus als ca. zwanzig Minuten. Da in dieser Zeitspanne aber (hoffentlich) mit dem Eintreffen des Notarztes gerechnet werden kann, reicht die kristalloide Infusionslösung aus, um die Kreislauffunktion bis zur Behandlungsübernahme zu stützen.

Aber auch die kristalloiden Infusionslösungen sind in manchen Fällen kontraindiziert. Eine dekompensierte Herzinsuffizienz oder ein Lungenödem verbieten beispielsweise die Anwendung solcher volumensubstituierender Mittel. Das gleiche gilt für eine Oligurie oder eine Anurie, weil hier eine Hyperhydratation befürchtet werden muß, die bis zu komatösen Zuständen führen kann. Enthält die Natriumchloridlösung noch medika-

mentöse Zusätze, so kommen hier natürlich noch spezifische Kontraindikationen hinzu.

Angeboten werden diese Infusionslösungen in drei verschiedenen Behäl-
tern.

1. Glasflaschen:

Für die Klinik wahrscheinlich die praktikabelste Lösung, im Notfall aber
mit zwei Nachteilen behaftet: Die Glasflasche kann ihren Umfang und ihre
Form nicht der geringer werdenden Flüssigkeitsmenge anpassen, was
eine Belüftung der Flasche erforderlich macht. Funktioniert diese Belüftung im Notfall nicht einwandfrei, so geht wertvolle Zeit verloren.

Darüber hinaus ist die Glasflasche, die in einem Notfallkoffer mitgeführt
wird, eher bruchgefährdet als andere Behältnisse.

2. Plastikflaschen

passen sich in Umfang und Form dem Inhalt an und machen so eine Fla-
schenbelüftung überflüssig (dadurch auch keine Kontamination des Inhaltes mit der Außenluft).

Durch die verringerte Bruchgefahr eignen sie sich sehr gut für den Notfalleinsatz.

Da aber die gefüllte Plastikflasche eine relativ unveränderliche Form hat,
sind

3. Plastikbeutel

am besten für den Notfalleinsatz geeignet. Sie besitzen alle Vorteile der
Plastikflasche, lassen sich aber durch die Formveränderlichkeit in gefüll-
tem Zustand sehr gut und raumsparend im Notfallkoffer unterbringen.

Prinzipiell spielt aber die Art des Behälters keine entscheidende Rolle.
Wichtiger sind die Unversehrtheit des Behältnisses und der unverdorbe-
ne Zustand des Inhaltes; Infusionslösungen sind mit einem Haltbarkeitsdatum versehen, das nicht überschritten werden soll.

Unabhängig vom Haltbarkeitsdatum ist die Lösung vor Gebrauch auf Farbveränderungen, Trübungen oder Flockenbildung zu kontrollieren: eine Infusionsflüssigkeit, die nicht frei von diesen Veränderungen ist, darf nicht verwendet werden.

Infusionssysteme

Infusionssysteme bestehen aus Tropfkammer, Schlauch, Einstellmechanismus (Infusionsgeschwindigkeit) und Ansatzkonus für die Kanüle. Die Tropfkammer ist mit einem Dorn versehen, der an einer besonders gekennzeichneten Stelle das Einführen in den Flaschenverschluß ermöglicht.

Die im System befindliche Luft wird durch Anheben der Flasche entfernt; die Tropfkammer soll zur Hälfte mit Flüssigkeit gefüllt sein und muß immer senkrecht gehalten werden.

Der Einstellmechanismus wird geöffnet und sobald sich der Infusionsschlauch vollständig mit Flüssigkeit gefüllt hat, ist das System bereit zur Infusion und kann an die schon liegende Dauerkanüle angeschlossen werden.

Dauerkanülen

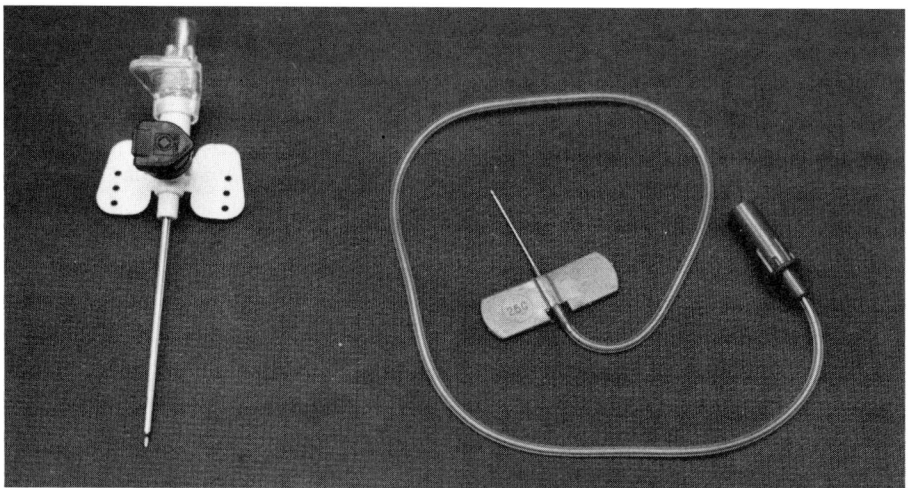

Die gewebefreundlichen Kunststoffverweilkanülen mit einer Metallinnen-kanüle, die in verschiedenen Varianten und Lumengrößen angeboten wer-den (Abbocath-T-Kanüle, Bard-A-Cath, Braunüle), haben sich sehr be-währt: Einer Metallinnenkanüle ist eine etwas kürzere, am Ende konisch zulaufende Kunststoffkanüle aufgeschoben, die nach dem Entfernen der Metallinnenkanüle in der Vene verbleibt und den Anschluß eines Infu-sionssystems erlaubt. Die Kanüle wird auf der Haut mit einem Pflaster-streifen fixiert.

Eine Alternative zu diesen Kunststoffverweilkanülen bieten die sogenann-ten „Flügelkanülen" (Venofix oder Butterfly), die aus einer dünnen, kurzen Stahlkanüle bestehen, die zwei schmetterlingsförmige Ansatzstücke trägt.

Hochgeklappt erlauben diese Ansatzstücke eine sichere Führung der Kanüle, nach erfolgreicher Gefäßpunktion lassen sie sich flach auf die Haut legen und mit einem Pflasterstreifen fixieren.

Der Vorteil liegt in der wesentlich dünneren, kürzeren Punktionskanüle, was insbesondere bei dünnen, geschlängelt verlaufenden Venen (z. B. am Handrücken) von Bedeutung ist (sowie bei Säuglingen).

1 Interne Notfälle

1.1 Asthma bronchiale

Die Lunge ist neben der Haut das bevorzugte Reaktionsfeld für allergische Krankheitsvorgänge im menschlichen Körper. Pollenstaub, Hausstaub, Duftstoffe von Pflanzen oder Tieren und die enterale Resorption bestimmter Eiweißstoffe aus der Nahrung (Erdbeeren, Fisch etc.) sind die wichtigsten Antigenquellen für allergische Lungenreaktionen, wobei die psychische Komponente eine nicht zu unterschätzende Rolle spielt.

Die vorgenannten Einflüsse führen zu einer reflektorischen Verengung der Bronchien und Bronchiolen, die die Ein- und besonders die Ausatmung wesentlich erschwert.

Symptome: Anfallsweise Atemstörung vom exspiratorischen Typ, akute Blähung aller Lungenteile, Zyanose (Lippen, Akren), Patient atmet zumeist unter Zuhilfenahme der Atemhilfsmuskulatur. Charakteristisch sind Atemgeräusche bei der Exspiration (Giemen, Pfeifen). Sie werden durch eine Verengung der Bronchien und Bronchiolen hervorgerufen.

Komplikationen: Status asthmatikus, über Stunden oder Tage anhaltender Anfall des Asthma bronchiale.

Sofortmaßnahmen:
- Sitzende Lagerung des Patienten
- O_2-Gabe (Vorsicht beim Emphysem-Asthmatiker: siehe Kapitel Atemstillstand)
- Spantin-Injektionslösung (10 ml), langsame i.v.-Gabe, bis Besserung spürbar, dann Rest i.m. als Depot
- Anforderung: RTW.

1.2 Lungenembolie

Gerät ein im venösen System wandernder Embolus (Absiedlung aus Herzwandthromben oder aus thrombophlebitischen Venen, vornehmlich der Bein- und Beckenvenen) in die Aufzweigungen des Lungenarteriensystems, so folgt der Verschluß eines kleinen oder großen Zweiges der Pulmonalarterie.

Dieses Ereignis hat zwei Folgen:

1. In dem von der Blutversorgung abgeschnittenen Teil des Lungengewebes kommt es zur Ausbildung eines Infarktes.

2. Durch einen Gefäßintimareflex an der Verschlußstelle treten augenblicklich schwerste Atemstörungen ein, die sich mit zentralnervösen, schockartigen Reizwirkungen auf die Herztätigkeit kombinieren.
Ist der Gefäßverschluß herznah, also in einem Hauptast der Lungenarterie, so führt der Schockzustand unter heftigster Atemnot, Todesangst und Herzkammerflimmern zum Tode.

Je peripherer der Verschluß liegt, desto weniger dramatisch sind die Folgen des Ereignisses, so daß in sehr leichten Fällen u. U. nur Atemnot und eine Tachykardie auftreten.

Symptome: Zyanose, Tachypnoe, Hustenreiz, evtl. blutiges Sputum, Schmerzen beim Atmen, Schweißausbruch, Übelkeit, Blässe, evtl. Schock, Herzkammerflimmern mit Todesfolge.

Sofortmaßnahmen:
- Sitzende Lagerung des Patienten
- O_2-Gabe bei Atemnot
- Anforderung: NAW.

1.3 Asthma Cardiale

Eine weitere Atemstörung kommt durch eine Leistungsschwäche der linken Herzkammer zustande: das Herzasthma. Die Ursachen sind eine Überlastungsinsuffizienz des linken Ventrikels oder ein subakutes Herzversagen. Sekundär tritt später eine Rechtsherz-Insuffizienz hinzu. Bleibt die Erkrankung unbehandelt, so kann sich im Lungenkreislauf durch den Blutstau ein Lungenödem entwickeln.

Symptome: Das Erscheinungsbild ähnelt sehr dem des Asthma bronchiale: Der Patient atmet unter Zuhilfenahme der Atemhilfsmuskulatur. Charakteristische Atemgeräusche durch Transsudate in der Lunge. Zyanose (Lippen, Akren).

Hinzu kommen die Symptome der verursachenden Erkrankung (Herzinfarkt, Myokarditis, Linksherzinsuffizienz, etc.), bei zusätzlich bestehender Rechtsherzinsuffizienz Stauungsvenen am Hals.

Komplikationen: Lungenödem, akute Rechtsherzüberlastung, evtl. Todesfolge.

Sofortmaßnahmen:
- Unblutiger Aderlaß: Blutdruckmanschette an den Oberarmen und Beinen zwischen systolischem und diastolischem Blutdruck anlegen (notfalls Staubinde verwenden), um so Blut in den Extremitäten zurückzuhalten und so den überfüllten Lungenkreislauf zu entlasten
- Beine tief lagern, möglichst tiefer als den Körper
- Oberkörper hochlagern, möglichst den Patienten in sitzende Lage bringen
- O_2-Gabe
- Anforderung: NAW oder RTW.

1.4 Lungenödem

Bei hochgradiger Blutstauung in den Lungen infolge akuter Insuffizienz des linken Ventrikels, aber noch ausreichender Kontraktion des rechten Ventrikels oder bei schwerer Erregung der Vasomotorik durch zentrale Vorgänge (Hirntumoren, Hirntraumen, Druckwirkung eines intrakraniellen Hämatoms etc.) kommt es durch Drucksteigerung im Lungenkreislauf und erhöhte Permeabilität der Lungenkapillaren zum Plasmaaustritt in die Alveolen.

Auch die Inhalation von Chlorgasen kann zum Lungenödem führen.

Symptome: Unter schwerster Atemnot, mit typischen Rasselgeräuschen, dem sog. „Kochen auf der Brust",

ringt der Patient nach Luft. Hellrotes, weißschau-
miges Blutwassersputum wird abgesondert, Blässe, Schweißabsonderungen und zyanotische Ver-
färbungen treten auf.

Komplikationen: Rechtsherzversagen.

Sofortmaßnahmen:
- sitzende Lagerung des Patienten
- Beine herabhängen lassen
- Sauerstoffgabe
- unblutiger Aderlaß: venöse Stauungen durch Binden zwischen systolischem und diastolischem Blutdruck an beiden Armen und Beinen (Oberschenkel). Verwendung von Blutdruckmanschetten, Staubinden oder notfalls anderen geeigneten Hilfsmitteln.
- **Bei hohem Blutdruck** blutiger Aderlaß bis 350 ml (nicht bei schwerer Zerebralsklerose)
- danach 60 ml Glukose 40 % i.v. (Entwässerung des Gewebes)
- Anforderung: NAW.

1.5 Herzinfarkt

Bei dem Herzinfarkt handelt es sich, ähnlich wie bei dem Hirninfarkt, um ein polyätiologisches Krankheitsgeschehen, dem eine Blutung oder der Verschluß einer Koronararterie zugrunde liegen kann.

Der Verschluß kann durch einen Gefäßspasmus verursacht und somit vorübergehender Natur sein, er kann aber auch auf einer permanenten Stenose (Arteriosklerose) beruhen.

In den Fällen eines unvollständigen Verschlusses durch Einengung einer Koronararterie reicht die Herzdurchblutung im Ruhezustand unter Umständen noch aus, während bei einer körperlichen Belastung am Herzmuskel ein Sauerstoffdefizit entsteht. Dieses macht sich u.a. durch Schmerzen bemerkbar. Wird der O_2-Versorgungsengpaß schnell genug beseitigt (Beendigung der körperlichen Belastung, Nachlassen des Gefäßspasmus, Gabe von koronarerweiternden Präparaten), so kann der

Herzmuskel sein Sauerstoffdefizit ausgleichen, eine irreversible Schädigung bleibt aus (Angina pectoris).

Kann der Versorgungsengpaß hingegen nicht rechtzeitig behoben werden (anhaltender Gefäßspasmus, thromboembolischer Gefäßverschluß, Blutung einer Koronararterie), so kommt es zu einer irreparablen Schädigung der Herzmuskelsubstanz in dem unterversorgten Gebiet. Die Folge ist stets ein nekrotischer Untergang der geschädigten Substanz. Bei kleinen und mittleren Nekrosen später Übergang in Narbengewebe (Herzschwiele, evtl. später Aneurysmabildung), bei großer Ausdehnung der Nekrose u. U. Herzwandruptur mit Herzbeuteltamponade.

Symptome: Heftiger Herzschmerz, häufig zur ulnaren Seite des linken Armes hin ausstrahlend, Vernichtungsgefühl, Todesangst. (Herzschmerz kann aber auch ganz fehlen oder atypisch lokalisiert sein, z. B. ein akutes Abdomen vortäuschen), sinkender Blutdruck (Kollaps → Tod), kalter Schweiß, Blässe, kleiner, frequenter Puls.

DD: Akutes Abdomen, Angina pectoris. Die differentialdiagnostische Abtrennung des Herzinfarktes von der Angina pectoris ist meist ohne klinische Untersuchungsmethoden nicht möglich, sie ist aber für die Sofortmaßnahmen auch nicht von entscheidender Bedeutung. Im Zweifelsfall muß immer ein Herzinfarkt angenommen werden.

Ein atypisch lokalisierter Infarktschmerz kann sehr überzeugend ein akutes Abdomen vortäuschen.

Komplikationen: akute Herzinsuffizienz (sinkendes Herzzeitvolumen, Herzwandruptur mit Herzbeuteltamponade, Herzrhythmusstörungen, besonders Kammerflimmern oder Herz-Kreislauf-Stillstand.

Sofortmaßnahmen: ● Sofort absolute Ruhigstellung des Patienten
● Überwachung der Vitalfunktionen, besonders Blutdruck und Pulsfrequenz
● Sauerstoffgabe

- Nach Möglichkeit intramuskuläre Injektionen vermeiden, da für die spätere klinische Diagnostik (Transaminasen) und Therapie (Hämatombildung bei antikoagulativer Therapie) hinderlich
- Anforderung: immer NAW.

1.6 Diabetisches Koma

Der Zustand der Überzuckerung des Blutes führt über sauere Stoffwechselprodukte (Milchsäure, Brenztraubensäure, etc.) zu einer Azidose: Der Blut-pH-Wert sinkt, und der Körper versucht, durch besonders tiefe Atemzüge (große Kußmaul'sche Atmung) mehr Kohlendioxyd abzuatmen, um so das Blut alkalischer zu machen. Es entsteht ein typischer, azetonähnlicher Atemgeruch.

Als Ursachen für den Insulinmangel kommen fehlende oder fehlerhafte (z.B. intravasale) Insulininjektionen bei dem insulinpflichtigen Diabetiker in Frage.

Symptome: trockene Haut und Schleimhäute, große Kußmaul'sche Atmung, Tachykardie, kleiner Puls, niedriger Blutdruck, weiche Augenbulbi, Azetongeruch in der Atemluft, Muskeltonus schwach, abgeschwächte Reflexe.

Sofortmaßnahmen:
- Wärmezufuhr (Patient warm einwickeln)
- Azidosebekämpfung: Natriumbicarbonat 8,4 % 80–100 mval in 500 ml Natriumchloridlösung intravenös infundieren
- bei Bewußtsein zuckerfreie Getränke
- Anforderung: wenn Patient bewußtlos: NAW, wenn Patient bei Bewußtsein: RTW.

1.7 Hypoglykämischer Schock

Die Unterzuckerung des Blutes kann verschiedene Ursachen haben: eine Hyperinsulinämie, zum Beispiel infolge eines hormonaktiven Pankreastumors, Diätfehler eines insulinpflichtigen Diabetikers oder zu reichliche oder versehentlich wiederholte Insulininjektionen kommen dafür in Frage.

Die Unterzuckerung ist jedoch nicht an ein Pankreasleiden gebunden und kann unter bestimmten Umständen auch beim Stoffwechselgesunden auftreten: bei außergewöhnlichen körperlichen Belastungen, die zur erhöhten Glukoseverwertung im Muskel führen, schüttet die Leber Glykogen aus, das im Verfahren der Glykogenolyse zu Glukose umgebaut wird. Der Blutzucker wird dadurch erhöht und die Energiezufuhr gesichert.

Nach derartigen Belastungen muß vor erneuter körperlicher Beanspruchung der Glykogenspeicher der Leber wieder aufgefüllt werden (kohlenhydratreiche Speisen). Bleibt dies aus, so kann es zu hypoglykämischen Zuständen kommen, die bis zur Bewußtlosigkeit führen.

Symptome:	Feuchte Haut, feuchte Schleimhäute, plötzlicher Bewußtseinsverlust (oft nach Gähnen), Atmung meist normal, gut gefüllter Puls, Blutdruck erhöht, normal oder niedrig, gesteigerte Reflexe, erhöhter Muskeltonus, gelegentlich Neigung zu Muskelkrämpfen, Augenbulbi zeigen normalen Tonus.
DD:	Tetanie, Epilepsie.
Sofortmaßnahmen:	● Sofort 20 bis 50 ml 20 % Glukoselösung i.v.
	● Nach Aufwachen des Patienten Zucker per os.
	● Anforderung bei anhaltender Bewußtlosigkeit: NAW.

1.8 Tetanie

Gesteigerte Erregbarkeit der Nerven mit Anfällen von schmerzhaften, tonischen Krämpfen in meist symmetrischen Muskelgruppen und Übererregbarkeit peripherer Nerven gegen elektrische und mechanische Reize.

Die Ursache liegt meist in einer ungenügenden Funktion der Nebenschilddrüsen. Diese Insuffizienz kann durch tetanische Anfälle manifest werden, sie kann aber auch latent bleiben und erst in Zeiten höheren Kalziumbedarfs (Infekte, hormonelle Krisen, Schwangerschaft) Beschwerden verursachen.

Andererseits können funktionsfähige Nebenschilddrüsen durch Traumen oder Operationen insuffizient werden.

Entscheidend für das Auftreten einer Tetanie ist aber nicht der Kalziummangel schlechthin, sondern der Mangel an **ionisiertem** Kalzium, der sich auch bei einem normokalzämischen Patienten entwickeln kann (Hyperventilation → respiratorische Alkalose).

Als Ursache kommt neben einer echten Störung im Kalziumhaushalt auch eine kalziumarme Fehlernährung in Betracht. Weitaus häufiger dürfte uns in der Praxis aber der übersensible, vegetativ Dystone begegnen, der – besonders bei Injektionen – zur psychogenen Hyperventilation neigt und dadurch eine Tetanie auslöst.

Symptome:	Bei vollem Bewußtsein auftretende, sehr schmerzhafte, tonische Muskelkrämpfe, die meist symmetrische Muskelgruppen befallen. Meist sind die Hände betroffen (Erwachsene), gelegentlich auch die Beine (meist Kinder), seltener auch die Gesichts- und Rumpfmuskulatur.
DD.:	Charakteristisch ist die Stellung der Hände während des Anfalles, die auch als „Geburtshelfer"- oder „Pfötchen"-Stellung bezeichnet wird, und eine differentialdiagnostische Abtrennung gegenüber einer Hypoglykämie oder einer Epilepsie ermöglicht.

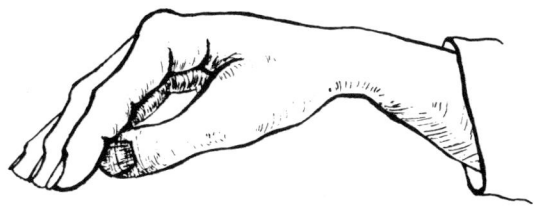

Die Abtrennung von der Epilepsie kann manchmal schwierig sein, da die tonischen Krämpfe einer Tetanie gelegentlich in klonische übergehen können, um so das Erscheinungsbild einer Epilepsie vorzutäuschen.

Sofortmaßnahmen:
- Aus- und Einatmen in eine Plastiktüte (durch Steigerung der CO_2-Spannung im Blut kommt es rasch zu einer Rückbildung der respiratorischen Alkalose)
- Calcium gluconicum 10 % 10–20 ml sehr langsam i.v.
- Bei einer psychogenen Hyperventilation genügt oft schon ein beruhigendes Wort (der Patient wird zu ruhigem Atmen angehalten).

1.9 Epilepsie

Krampfanfall infolge zerebraler Veränderungen (auch traumatischer Art: Jackson-Epilepsie), der gelegentlich gegenüber der Hypoglykämie und der Tetanie differential-diagnostische Schwierigkeiten bereitet.

Symptome: Unvermittelt oder nach vorangehender Aura (z. B. Geschmacks- oder Geruchsempfindlichkeit) kommt es unter Bewußtseinsverlust, Blutdruckabfall, Apnoe und Hinfallen zu tonischen, später klonischen Krämpfen der gesamten Körpermuskulatur, häufig mit initialem Schrei, Schaum vor dem Mund (häufig blutiger Schaum durch Zungenbiß), Stuhl- und Urinabgang. Anfallsdauer gewöhnlich einige Minuten, anschließend tiefer Schlaf.

DD.: Hypoglykämie, Tetanie.

Komplikationen: Erstickungstod, Atemstörungen, Zungenabbiß, Muskelrisse.

Sofortmaßnahmen:
- Atemwege freihalten (auch Kragen öffnen!)
- Legen eines Guedel-Tubus (um die Atemwege freizuhalten und eine Zungenbißverletzung zu vermeiden)
- Lagerung des Patienten so, daß dieser sich nicht verletzen kann
- Überwachung der Vitalfunktionen
- Anforderung: NAW.

1.10 Apoplexie

Bei der Apoplexia cerebri handelt es sich um ein polyätiologisches Krankheitsbild: Massenblutung in einer Hirnarterie, Gefäßverschluß infolge einer Fettembolie, und thromboembolischer Gefäßverschluß kommen als Ursachen in Frage.

Die Folge ist immer eine akute Minderdurchblutung bestimmter Hirnabschnitte, was in den zugeordneten Körperregionen und Funktionssystemen zu Ausfällen führt.

Liegt der Herd nah der Hirnrinde in der Peripherie, so sind die Folgen weniger stark ausgeprägt und umfassen meist nur einzelne Bereiche, liegt die Läsion aber näher beim Hirnstamm, so kommt es zu stark ausgeprägten, meist irreversiblen Lähmungserscheinungen. Ist das Stammhirn selbst betroffen, so kann dies über eine Schädigung des Atemzentrums den sofortigen Tod zur Folge haben.

Bei den auftretenden Funktionsausfällen handelt es sich zunächst um schlaffe Lähmungen der Muskulatur, die sich meist später, nach Überwindung der Akutphase, in spastische Lähmungen verwandeln. Darüber hinaus kann es zu Sensibilitätsstörungen kommen.

Symptome: Plötzlich auftretende Lähmungen, besonders im Gesichts-, Arm- oder Beinbereich, Stellungsabweichungen eines Auges, Sprachstörungen, Verwirrtheit, Kopfschmerzen, extrem hohe Blutdruckwerte, Bewußtlosigkeit, Atemlähmung (Stammhirnschädigung).

Eine Massenblutung ist von einem Gefäßverschluß nur durch klinische Diagnostik zu unterscheiden.

Sofortmaßnahmen:
- Kopf hochlagern
- Atemwege freihalten
  (Zahnprothesen entfernen, nötigenfalls
- Guedel-Tubus oder Safar-Tubus verwenden).
- 1 Ampulle Angifin i.v.
- Vitalfunktionen überwachen.
- Anforderung: NAW.

1.11 Bluterbrechen

Bei dem Bluterbrechen kann es sich, besonders bei einer Oesophagus-varizenblutung, um einen akut lebensbedrohlichen Zustand handeln. Als weitere Ursachen kommen unter anderem in Frage: Magenblutung, Duo-denalblutung, verschluckte Hämoptoe, haemorrhagische Diathesen.

Symptome: Erbrechen großer Blutmengen, unter Umständen im Schwall, meist vermischt mit Mageninhalt, Speichel oder Magensaft, so daß die Blutmenge größer erscheint. Bei Oesophagusvarizenblutung reines Blut ohne andere Beimengung (Leberzirrhose!).

Komplikationen: Vital bedrohlicher Blutverlust (Schock).

Sofortmaßnahmen:
- Die Maßnahmen haben zum Ziel, durch Kühlung die Blutung zu stillen, und wenn nötig, Flüssigkeit zu ersetzen
- Kühlung von außen durch das Auflegen von Eis auf den Bauch
- Kühlung von innen durch das Trinken kalter Flüssigkeit (Wasser), wenn kein Volumenmangelschock besteht
- Sicherung des venösen Zuganges (Dauerkanüle)
- Wenn nötig i.v.-Infusion isotoner Kochsalzlösung, Schocktherapie
- Anforderung: bei geringem Blutverlust und stabilem Kreislauf: RTW, bei großem Blutverlust: NAW.

1.12 Schock (auch anaphylaktischer Schock)

Der Schock ist eine allgemeine Reaktion des Körpers, besonders des Nervensystems, auf ein Trauma. Durch gewaltsame Erschütterung, Verletzung wichtiger Organe oder Organsysteme oder durch andere Noxen kommt es zu einer Hemmung der Gewebs- und Organtätigkeit, besonders der Kreislauforgane.

Der Schock verläuft in drei Stadien:

1. Stadium:	Zentralisation des Kreislaufes: Reduzierung der Perfusion in der Peripherie durch Vasokonstriktion der Arteriolen, Sicherung der Durchblutung der vitalen Zentren (Hirn, Herz, Leber, Niere).
Symptomatik:	Blässe, kühle, feuchte Haut, kalte Extremitäten, dünner, fadenförmiger Puls, Blutdruck: sinkend, Frequenz: steigend.
2. Stadium:	Dezentralisation des Kreislaufes durch Dekompensation der Zentralisationsmechanismen. Paralyse der Vasokonstriktoren, dadurch Weitstellung der Blutgefäße in der Peripherie. Folge: Sauerstoffmangel in Hirn, Herz, Leber und Niere.
Symptomatik:	extrem niedriger Blutdruck, steigende Herzfrequenz, Bewußtseinstrübung, später Bradykardie.
3. Stadium:	O_2-Mangel verursacht Organschäden: Niere, Leber, Herz, Hirn. Irreversibles Schockstadium, unbehandelt letaler Ausgang.
Symptomatik:	Zyanose, Blutdruck nicht mehr meßbar, Puls kaum noch tastbar, Atmung oberflächlich und maximal beschleunigt, Bewußtseinsverlust.

Schockindex

Der Schweregrad des hämorrhagischen Schocks kann festgestellt werden durch Errechnen des Schockindex (nach Allgöwer).

Dazu wird die Herzfrequenz durch den systolischen Blutdruckwert geteilt:

$$\frac{Frequenz}{Systole} = > \text{ oder } < \text{ als } 1.$$

Liegt das Ergebnis unterhalb von 1, so befindet sich der Patient im ersten Schockstadium (der Schockindex eines Kreislaufgesunden beträgt in der Regel ca. 0,5 bis 0,7). Bei einem Schockindex von 1,0 oder mehr liegt das zweite Schockstadium vor.

Im dritten Schockstadium ist der Schockindex nicht mehr feststellbar.

Bei einem errechneten Schockindex handelt es sich selbstverständlich um einen Momentwert, der sich ständig in Bewegung befindet. Er ist daher laufend zu kontrollieren.

Grundsätzlich werden verschiedene Ursachen unterschieden. Die wesentlichsten seien hier genannt:

1. Blutungsschock:

Verminderung des Blutvolumens durch eine äußere oder innere Blutung (haemorrhagischer Schock): Gefäßverletzungen, Schädelverletzungen, Blutungen in Brust- und Bauchhöhle, Blutungen bei Knochenbrüchen.

Komplikationen: Für die Passage des primärharnbildenden Apparates ist ein arterieller Mitteldruck von mindestens ca. 50 mm Hg absolute Voraussetzung (errechnet aus syst. und diastol. Blutdruck).

Bei weiter absinkendem Blutdruck kommt es (nach eingestellter Nierenfunktion) zu Leber-, Herz- und Hirnschäden, letztlich kann jeder Schock durch ein Kreislaufversagen letal enden.

Eine wirksame Schocktherapie ist ohne einen venösen Zugang nicht durchführbar. Wird es versäumt, rechtzeitig durch das Anlegen einer Venenverweilkanüle einen peripheren, venösen Zugang zu schaffen, kann bei weiterem Absinken der Blutdruckwerte die Schocktherapie wesentlich erschwert werden, was in vielen Fällen sogar über Leben und Tod des Patienten entscheidet.

Deshalb sollte bei einem sich entwickelnden Schock lieber einmal zuviel als einmal zuwenig eine Venenverweilkanüle angelegt werden.

2. Verminderung des Wasser-, Eiweiß- oder Salzgehaltes:

Verbrennungen, gehäuftes Erbrechen oder Durchfälle.

Sofortmaßnahmen 1 und 2:

- Beseitigung der Blutung (Druckverband, Abdrücken der Arterien, Abbinden der Extremitäten, siehe auch Bluterbrechen)
- Schocklage: Beine hoch, Oberkörper flach
- Messung von Blutdruck und Puls, errechnen des Schockindex
- bei Schockindex von 1 oder mehr sofort den venösen Zugang sichern (Venenverweilkanüle)
- durch Infusion einer entsprechenden Flüssigkeitsmenge (kristalloide Lösung) für den Ersatz verlorengegangenen Blutvolumens sorgen und den Verschluß der Kanüle durch Blutgerinnsel verhindern
- Sauerstoffgabe
- Beruhigung des Patienten
- Patienten gegen Auskühlung sichern (Wolldecke)
- Anforderung: NAW.

3. Allergischer Schock (Anaphylaxie):

Überempfindlichkeit gegen bestimmte Fremdeiweißstoffe, Arzneimittel oder andere Substanzen.

Sofortmaßnahmen 3:
- Beseitigung der Schockursache (Entfernen des Allergens, z.B. aufgetragene Cremes, Salben, etc.)
- Schocklage: Beine hoch, Oberkörper flach
- sichern des venösen Zuganges durch Venenverweilkanüle
- 5 ml Tavegil i.v.

- Adrenalin (Suprarenin) 1:1000 0,25 bis 0,8 ml in 10facher Verdünnung mit NaCl i.v., besser in der Infusion
- Volon-A-solubile 200 mg (nach vorheriger Adrenalingabe) i.v.
- Infusion einer (kristalloiden) Lösung zur Volumensubstitution
- Blutdruck und Puls laufend kontrollieren
- Sauerstoffgabe, Patienten gegen Auskühlung sichern (Wolldecke)
- Anforderung: NAW.

4. Kardiogener Schock:

Abnahme der Herzleistung, z. B. bei:

Herzinfarkt
Lungenembolie
Myokarditis
Herzklappenfehler
Herzbeuteltamponade
Hypertonie.

Beim kardiogenen Schock dürfen keine großen Flüssigkeitsmengen (Infusionen) in das Gefäßsystem gebracht und keine gefäßverengenden Kreislaufmittel (z. B. Effortil) verabreicht werden.

Sofortmaßnahmen 4:
- Patienten mit dem Oberkörper erhöht lagern, um die Blutfülle in den herznahen Gefäßen (zu erkennen an den prall gefüllten Venen) zu vermindern
- Herabhängenlassen der Beine, um den Rücktransport des venösen Blutes zum rechten Herzen zu verlangsamen
- Es dürfen keine großen Flüssigkeitsmengen (Infusionen) in das Gefäßsystem gebracht werden
- Venösen Zugang sichern (Dauerkanüle)
- Es dürfen keine gefäßverengenden Kreislaufmittel (z. B. Effortil) verabreicht werden
- Sauerstoffgabe
- Beruhigung erregter Patienten
- Anforderung: NAW.

5. Psychogener Schock

„Schockierende" Erlebnisse (Verkehrsunfall, Gewaltverbrechen oder anderes) können zu psychoreaktiven Störungen mit einer dramatisch verlaufenden Schocksymptomatik führen.

6. Septischer Schock:

Einschwemmung von bakteriellen Giften in die Blutbahn nach bakterieller Infektion.

Sofortmaßnahmen 5. u. 6.:

- Nach Möglichkeit Beseitigung der Schockursache
- Schocklage: Beine hoch, Oberkörper flach
- Messung von Blutdruck und Puls
- Venösen Zugang sichern (Venenverweilkanüle)
- Infusion einer entsprechenden Flüssigkeitsmenge (500 bis 1500 ml) einer kristalloiden Lösung, um Blutvolumen zu ersetzen oder einen relativen Flüssigkeitsmangel auszugleichen
- Stehen die Mittel zur Infusionstherapie nicht zur Verfügung, so werden Maßnahmen zur körpereigenen Blutvolumenauffüllung (Autotransfusion) eingeleitet: Die hochgelagerten Beine des Patienten werden (von distal nach proximal!) mit elastischen Binden umwickelt. Voraussetzung für diese Maßnahme: ständige Kreislaufkontrolle
- 1 ml ein- oder zweiprozentiges Procain i.v. (als Betablocker bremst Procain die streßbedingte Überaktivität des Sympathikus)
- Sauerstoffgabe
- Patienten gegen Auskühlung schützen (Wolldecke)
- Anforderung: NAW.

Bei allen Formen des Schocks entscheidet die Qualität der Schocktherapie darüber, ob der Patient überlebt. Deshalb sind auch weniger bedeutsam erscheinende Ereignisse sorgfältig zu beobachten.

Für das Auffinden einer punktionsfähigen Vene ist die richtige Stautechnik entscheidend: Durch den niedrigen, systolischen Blutdruck reicht ein vergleichsweise geringer Staudruck völlig aus. Die Arterien werden durch zu großen Staudruck leicht komprimiert. Der Puls muß also tastbar bleiben. Am besten läßt man zu diesem Zweck nach der Blutdruckmessung die Manschette zwischen systolischem und diastolischem Blutdruck liegen.

Vom Schock durch relativen oder absoluten Flüssigkeitsmangel scharf abzutrennen ist der **orthostatische Kollaps**, die sog. **„Ohnmacht"**. Hier wird infolge einer Blutverteilungsstörung das Gehirn minderdurchblutet, was eine Bewußtlosigkeit zur Folge hat.

Der Puls ist hierbei meist verlangsamt (im Gegensatz zum Schock).

Der Patient wird in die Schocklage verbracht. Meist wird er sich allein durch diese Maßnahme schnell erholen. Zusätzlich kann eine Amp. Effortil zur Kreislaufstützung i.m. verabreicht werden.

2 Chirurgische Notfälle

2.1 Unfallverletzungen

Bei unfallverletzten Patienten haben die Sofortmaßnahmen in erster Linie die Vitalfunktionen zu sichern:

1. **Kontrolle der Herztätigkeit**
   (ggf. Herz-Lungen-Wiederbelebung).

2. **Kontrolle der Atmung**
   (ggf. künstliche Beatmung) Suche nach offenen Thoraxverletzungen (Pneumothorax, Hämatothorax).

3. **Suche nach bedrohlichen Blutungen**
   Äußere Blutung: Stillung durch Druckverband, wenn dies nicht ausreicht: Arteriendruckpunkte, Abbindung von Extremitäten.
   Innere Blutung: Volumenmangelschock ohne sichtbare, äußere Blutung.

4. **Frakturen**
   Nur wenn die Atmung des Patienten spontan erfolgt und eine relativ stabile Kreislaufsituation vorliegt, gilt die Aufmerksamkeit des Helfers dem Bewegungsapparat des Unfallverletzten:
   Schädelfrakturen oder Wirbelsäulenverletzungen ausschließen (Befragung des Patienten nach Schmerzen, vorsichtige Betastung, Unfallhergang), ohne jedoch Bewegungsproben vorzunehmen.

2.2. Wunden

Bei allen Wunden stehen Blutstillung und Infektionsprophylaxe im Vordergrund. Darüber hinaus sollen Extremitätenverletzungen, bei denen eine Sehnendurchtrennung nicht mit Sicherheit ausgeschlossen werden kann, ruhiggestellt werden (Extremität in Mittelstellung).

Befinden sich in der Wunde Fremdkörper, u. U. auch große Gegenstände, die aus der Wunde herausragen, so dürfen diese niemals entfernt werden! Oft nämlich werden verletzte Blutgefäße durch einen solchen Gegenstand zusammengedrückt und dadurch verschlossen. Das Entfernen dieser Gegenstände könnte eine tödliche Blutung auslösen.

Vielmehr muß versucht werden, durch Polsterung diesen Gegenstand gegen Verschiebung zu schützen. Nach steriler Abdeckung der Umgebung (Wunde) wird der Gegenstand mit keimfreiem Verbandmaterial umpolstert und so fixiert.

Sofortmaßnahmen bei Wunden:
- Wunde steril abdecken
- Bei stärkerer Blutung für die Blutstillung sorgen (Druckverband)
- Bei Unwirksamkeit eines Druckverbandes: Arteriendruckpunkte aufsuchen und abdrücken, Abbindung von Extremitäten
- Bei Verdacht auf Sehnenverletzungen die Extremität in ihrer Mittelstellung ruhigstellen
- Aus der Wunde herausragende Fremdkörper nicht entfernen, sondern keimfrei umpolstern und fixieren
- Patienten ärztlicher Behandlung zuführen
- Ggf. Patienten auf ausreichenden Schutz vor Wundinfektionen (Schutzimpfung) hinweisen.

2.3 Wundinfektionen:

1. Wundstarrkrampf (Tetanus)

Inkubationszeit: 4 Tage bis 3 Wochen und länger

Erreger: Clostridium tetani.

Infektionsquelle: Staub, Erdboden, Holzsplitter, Darminhalt von Tieren.

Nachweis: serolog. Nachweis im Blut, Elek-Test zum Toxinnachweis.

Verlauf und Symptome:

Frühsymptome:

Unruhe, Reizbarkeit, Wundschmerz, Schmerzen der Rücken- und Extremitätenmuskulatur, Reflexerregbarkeit (Aura tetanica).

Leitsymptome:

Trismus: Kieferstarre.
Risus sardonicus: mimische Muskeln des Gesichtes zur Grimasse verzerrt (typisches Aussehen: Mund breit, Stirn gerunzelt).

Opisthotonus: Hohlstreckung der Rücken- und Nackenmuskulatur. Krämpfe der Schlund- und Rumpfmuskulatur, Auslösung der Krämpfe durch Licht und Geräusche. Patient ist bei vollem Bewußtsein.

Komplikationen: Hirnblutung, Erstickung, Frakturen, Muskelrisse.

Sofortmaßnahmen: ● Bei geringstem Verdacht auf eine Tetanusinfektion ist die sofortige Klinikeinweisung des Patienten zu veranlassen.

Prophylaxe: Schutzimpfung des Patienten durch den Arzt bei allen verdächtigen Verletzungen.

2. Tollwut (Lyssa, Rabies)

Inkubationszeit: 10 Tage bis 2 Jahre, meist 3 bis 7 Wochen.

Erreger: Virus rabiei.

Infektionsquelle: Biß- oder Kratzverletzung oder Berührung eines tollwutkranken Tieres oder Tierkörpers.

Nachweis: durch „Negri-Körperchen" im Gehirn des toten Tieres, in jüngster Zeit auch durch Augentest am lebenden Tier.

Nur 10–15 Prozent aller Infizierten und Nichtgeimpften erkranken, aber alle Erkrankungen verlaufen tödlich! Aktive Schutzimpfung während der Inkubationszeit ist unbedingt erforderlich.

Verlauf in 3 Stadien:

1. **Prodromalstadium:**
Rötung der Bißstelle, Verstimmung, Depressionen, Parästhesien.

2. **Erregungsstadium:**
Schlingmuskelkrämpfe beim Wassertrinken, zähflüssiger Speichel, Hydrophobie, klonische Krämpfe der Extremitäten.

3. **Paralytisches Stadium:**
Erschöpfungszustand, Atem- und Kreislauflähmung.

DD zum Tetanus: Bei der Tollwut fehlen der Trismus und der Risus sardonicus.

Sofortmaßnahmen:
- Bei geringstem Verdacht auf eine Tollwutinfektion ist die sofortige Klinikeinweisung des Patienten zu veranlassen
- Meldung an das zuständige Gesundheitsamt (Bundesseuchengesetz § 3 Abs. 1).

Prophylaxe:
Schutzimpfung durch den Arzt bei allen verdächtigen Verletzungen, besonders bei Tierbissen.

3. Gasbrand

Gasbrandinfektionen (anaerobe Erreger) sind durch die schmerzhafte Lokalreaktion mit rascher Volumenzunahme und das Knistern beim Betasten in der Regel leicht zu erkennen.

Sofortmaßnahmen:
- Bei geringstem Verdacht auf eine Gasbrand-Infektion ist die sofortige Klinikeinweisung des Patienten zu veranlassen.

2.4 Blutstillung

Der oberste Grundsatz bei der Erstversorgung von Wunden soll immer der sterile Verband sein. Bei stärker blutenden Wunden kann darüber ein

Druckverband nötig werden, der die beschädigten Blutgefäße durch Kompression verschließt, die restliche Blutzirkulation aber möglichst unbehindert läßt.

Handelt es sich jedoch um eine arterielle Blutung, die auch durch einen Druckverband nicht zu beeinflussen ist, so kann die Abbindung einer Extremität nötig werden. Eine arterielle Blutung kann kurzfristig auch gestoppt werden durch das Abdrücken der Arterien, das zu diesem Zweck an ganz bestimmten Punkten, den sogenannten Arteriendruckpunkten, erfolgt.

2.5 Technik Druckverband

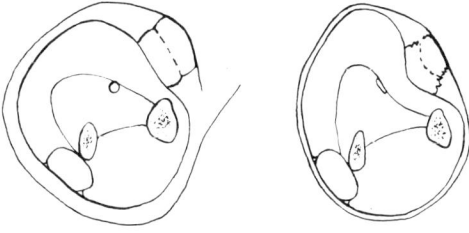

Ein Verbandspäckchen (bei weiterem Durchbluten noch ein zweites), das ungeöffnet als Druckpolster dient, wird auf den sterilen Wundverband gelegt und durch eine Mullbinde angewickelt. Der dabei angewendete Druck darf nicht so stark sein, daß eine Venenstauung erfolgt, da sonst die Blutung verstärkt würde. Für das Finden des richtigen Wickeldruckes ist das richtige Halten der Binde wichtig: Die Mullbinde wird so angewickelt, daß man von oben zwischen abgewickelte Binde und Bindenrolle hineinsehen kann.

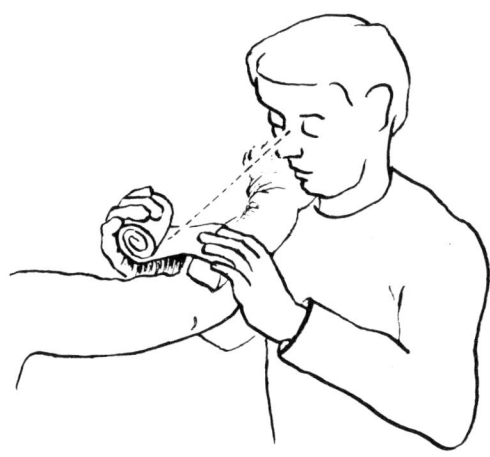

Kommt es beim Anlegen eines Druckverbandes zum Venenstau, so muß die Binde gelöst und mit weniger Druck erneut angelegt werden.

Druckverbände und Abbindungen dürfen nicht angelegt werden: direkt oberhalb des Handgelenkes, am Ellenbogen und direkt unterhalb des Kniegelenkes, da hier die Gefahr der Nervenschädigung besteht.

2.6 Technik Abbindung

Eine Unterbrechung der gesamten Blutzirkulation durch eine Abbindung wird nur an bestimmten Körperpunkten durchgeführt, da die Gefahr der Nervenschädigung an vielen Stellen zu groß wäre.

Aufgrund der anatomischen Gegebenheiten eignen sich hierzu die Mitte des Oberarmes und die Mitte des Oberschenkels.

Als Material sind dünne Stricke, Gürtel, Bindfäden usw. auszuschließen, da sie Dauerschäden verursachen können, die u. U. zu einer Amputation der Extremität führen.

Am besten verwendet man ein dünnes Handtuch oder ein zerrissenes Kleidungsstück (Hemd).

Die Abbindung wird durch einen Knebel (siehe Abbildung) gesichert und die Extremität hochgelagert.

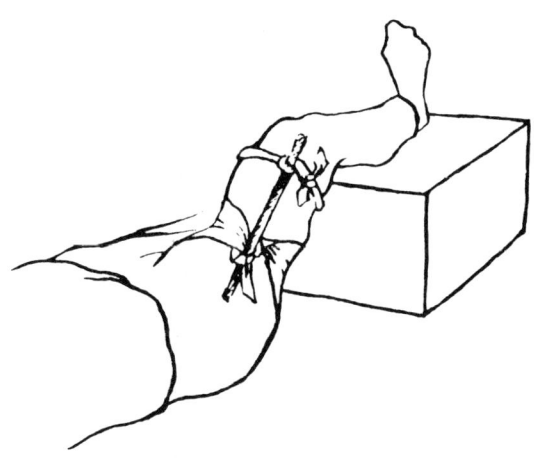

Die Uhrzeit des Anlegens der Abbindung wird – am besten auf der Extremität – schriftlich vermerkt. Eine Abbindung muß immer leicht sichtbar sein (nicht durch Kleidungsstücke verdecken!). Nach dem Anlegen der Abbindung soll schnellstmöglich ein Arzt aufgesucht werden. Nur er darf die Abbindung wieder lösen, da dies eine medikamentöse Vorbereitung erfordert.

Arteriendruckpunkte:

Ist eine Abbindung nicht durchführbar oder aufgrund anatomischer Gegebenheiten nicht möglich (z.B. am Kopf), so werden die zuführenden
Arterien durch Druck von außen verschlossen (siehe Abbildungen).

Druckpunkte:

Blutungen an Bein und Fuß:
Arteria femoralis.

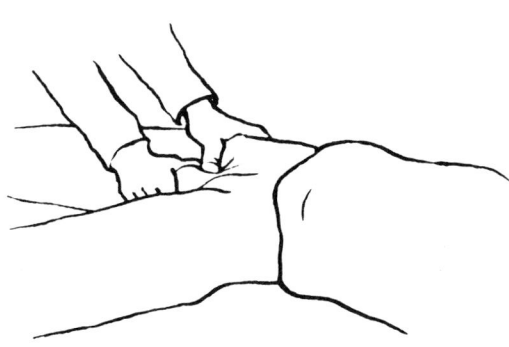

Blutungen an Arm und Hand:
Arteria brachialis

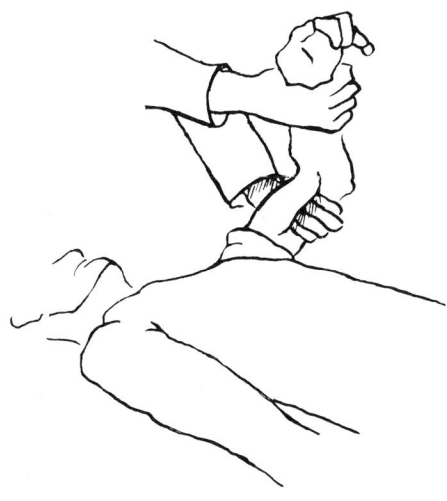

Blutungen in Becken- und Leistengegend:
Aorta abdominalis.

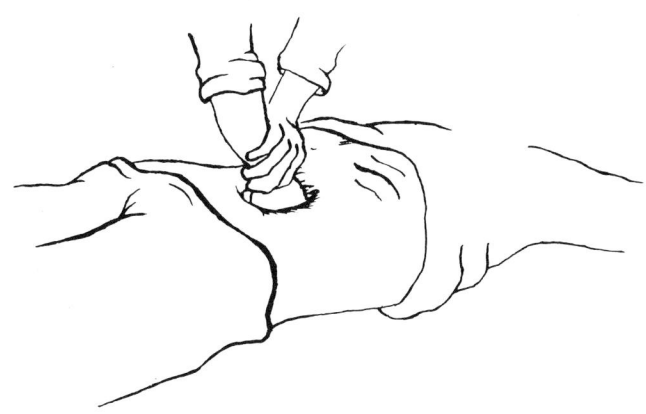

Blutungen in der Gesichtsgegend:
Arteria facialis.

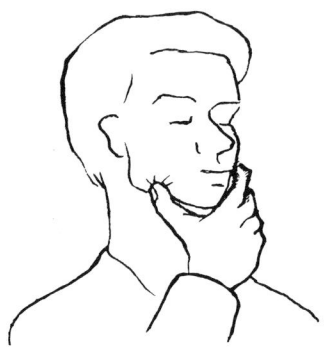

Blutungen in der Schläfengegend:
Arteria temporalis.

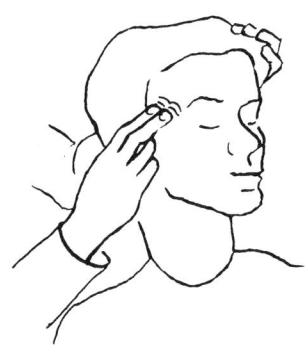

2.7 Spezielle Blutungen

Bluterbrechen: Siehe Kapitel „Bluterbrechen"!

Nasenbluten:

Sofortmaßnahmen:
- Patienten hinsetzen
- Kopf nach vorne neigen, um Blutaspiration zu vermeiden
- Kühlung im Nacken durch Eis oder kaltes Wasser (z. B. angefeuchtetes Handtuch)
- Andrücken des Nasenflügels gegen die Nasenscheidewand
- Anforderung bei unstillbarem Nasenbluten: KTW.

Krampfaderblutungen:
Sofortmaßnahmen:
- Bein anheben
- Druckverband
- Bei erheblichem Blutverlust (Schock?) Infusion einer kristalloiden Lösung (Schockindex)
- Anforderung bei starker Krampfaderblutung: NAW.

Hämorrhoidalblutung:

fast nie lebensgefährlich.

Sofortmaßnahmen:
- Druckverband
- Anforderung. KTW.

Darmblutungen, Blutungen aus Niere oder Blase:

Sofortmaßnahmen:
- Patienten flach lagern
- Patienten warm halten und
- möglichst wenig bewegen
- Anforderung: RTW, bei bedrohlicher Blutung: NAW.

2.8 Verletzungen von Gelenken und Bändern:

Plötzliche, direkte oder indirekte Gewalteinwirkung auf ein Gelenk führt zur Dehnung der Haltebänder (Zerrung, Distorsion) oder zum Abriß derselben, was eine Dislokation der Gelenksanteile zur Folge hat (Verrenkung, Luxation).

Symptome: Schnell eintretende Schwellung, Schmerz (spontan und bei Belastung), evtl. Hämatom. Bei nur geringer Dislokation ist eine Luxation von der Distorsion nur durch klinische Untersuchungsmethoden abzutrennen. Auch die Unterscheidung von einer Gelenkfraktur kann sehr schwierig sein. Die zu treffenden Sofortmaßnahmen wären aber in allen Fällen die gleichen.

Sofortmaßnahmen:
- Hochlagerung der Extremität.
- Kühlung (z. B. kalte Umschläge).
- Bei Fehlen von Dislokationen evtl. Kompressionsverband (elastische Binde).
- Bei Dislokationen und/oder Verdacht auf Gelenkfrakturen Ruhigstellung der Extremität in ihrer Mittelstellung (ggf. Reposition unter Zug), um Folgeschäden zu lindern und Weichteile zu schonen. Ein verrenktes Ellenbogen- oder Schultergelenk wird am besten in einer Armschlinge ruhiggestellt.
- Zur Schienung und Ruhigstellung siehe auch Kapitel „Frakturen".
- Anforderung: KTW.

2.9 Frakturen:

Sichere Frakturzeichen sind:

Abnorme Beweglichkeit,
Formveränderungen (z. B. Abknickung),
Knochenreiben (Crepitatio).

Unsichere Frakturzeichen sind:

Schmerzen,
Weichteilschwellung,
Hämatom,
Einschränkung der Gebrauchsfähigkeit.

Im Bereich der Schädelbasis:
Brillen-(Monokel-)Hämatom,
Blutaustritt aus Mund, Nase, Ohr.

Es müssen nicht immer alle Symptome gleichzeitig vorhanden sein. So kann z. B. ein gebrochener Fuß durchaus – wenn auch unter Schmerzen – noch belastbar und gebrauchsfähig sein.

Wichtig ist die Unterscheidung zwischen einer geschlossenen und einer offenen Fraktur. Eine Fraktur ist dann als offen zu betrachten (und zu versorgen), wenn sich in ihrer Nähe eine Wunde befindet. Es müssen nicht notwendigerweise Knochenfragmente aus dieser Wunde hervorstehen.

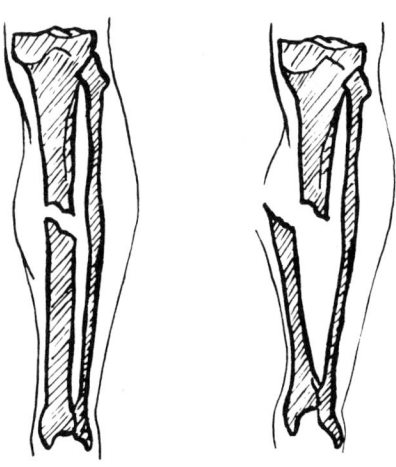

Durch die Auswirkungen von Schmerz, Trauma und Blutverlust kommt es bei Frakturen häufig zur Ausbildung eines Schocks. Der Blutverlust kann – auch bei geschlossenen Frakturen – erheblich sein. So können z. B. bei einer Oberschenkelhalsfraktur eineinhalb Liter Blut im Weichteilgewebe der Becken/Oberschenkelgegend versickern.

Um eine Vertiefung des Schocks zu verhüten, sollten unnötige Schmerzen vermieden werden; der Patient wird bequem gelagert.

Eine Blutung bei offenen Frakturen läßt sich am besten durch einen Druckverband stillen. Dies erfordert aber viel Geschick: Wird der Verband zu fest angelegt, so kann eine venöse Blutung verstärkt werden. Reicht der Druckverband zur Blutstillung nicht aus, so muß die zuführende Arterie abgedrückt, die Extremität evtl. abgebunden werden.

Wichtig ist bei allen offenen Frakturen der sterile Verband (notfalls Brandwundenverbandtuch), um eine Infektion dieser Frakturwunde zu verhindern und dem Patienten eine häufig sehr langwierige Zusatzbehandlung zu ersparen.

2.10 Reposition eines Knochenbruches:

Eine Reposition muß baldmöglichst durchgeführt werden, um Folgeschäden zu lindern und Weichteile zu schonen. Wenn es irgendwie möglich ist, soll sie dem Notarzt überlassen werden.

Muß eine Reposition durchgeführt werden, so darf sie nur unter Zug erfolgen (Extension der Bruchenden), da sonst Verletzungen der Gefäße oder Nerven zu befürchten wären.

Vor der Reposition ist möglichst eine Analgesie durchzuführen.

Ruhigstellung:

Eine Ruhigstellung der Fraktur ist für den Transport notwendig und bringt in den meisten Fällen eine Schmerzlinderung mit sich. Zur Schienung der Extremität werden notfalls auch Behelfsmittel (Besenstiel, Zeitung etc.) verwendet.

Analgesie:

Eine Analgesie wird durch langsame Injektion von 2 – 10 ml eines Lokalanästhetikums in den Bruchspalt bzw. in das Frakturhämatom durchgeführt, wobei die Menge des gegebenen Anästhetikums sich nach der Lokalisation der Fraktur richtet.

2.11 Schädelverletzungen:

Eine Schädelverletzung tritt in der Regel durch eine Kopfwunde oder -schwellung in Erscheinung. Darüber hinaus kann der Patient verwirrt oder bewußtlos sein.
Es wird wahrscheinlich nur selten möglich sein, eine Schädelfraktur schon am Unfallort mit Sicherheit zu erkennen oder auszuschließen. Darum muß auch bei harmlosen Schädelverletzungen, auch wenn keine äußeren Frakturzeichen zu erkennen sind, mit äußerster Behutsamkeit verfahren werden.
Der Verdacht auf knöcherne Schädelverletzungen besteht bei folgenden Erscheinungen:

> Kopfwunden
> Bewußtlosigkeit nach Kopftrauma
> Blutaustritt aus Mund, Nase, Ohr
> Austritt klarer Flüssigkeit (Liquor cerebrospinalis) aus Nase oder Ohr (rhinogene oder otogene Liquorfistel)
> Blutansammlungen in den Augenlidern (Brillen- und Monokelhämatome)
> Zeichen einer Hirnschädigung (Ausfallerscheinungen: Lähmungen im Gesichts-, Arm- oder Beinbereich).

Schädelverletzte neigen zum Erbrechen, was beim Freihalten der Atemwege und bei der Lagerung des Patienten eine besondere Sorgfalt erfordert (stabile Seitenlage).

Eine besonders gefährliche Komplikation bei der Kopfverletzung stellt die intrakranielle Blutung dar. Diese Blutung kann über eine Erhöhung des Hirndruckes zum Tode führen, wenn nicht in der Klinik eine Eröffnung des

Schädels durch ein Bohrloch (Trepanation) vorgenommen wird. Besonderer Verdacht auf diese Form der inneren Blutung besteht bei Patienten mit:

ungleicher Pupillenweite
erneutem Bewußtseinsverlust oder
erneuter Bewußtseinseintrübung nach Wiedererwachen.

Solche intrakraniellen Blutungen sind nicht an das Vorliegen einer knöchernen Schädelverletzung gebunden, oft sind nach außen keinerlei Verletzungen sichtbar.

Sofortmaßnahmen bei Kopfverletzungen:

● Patienten flach lagern.
● Bei normaler Gesichtsfarbe Kopf und Schultern leicht anheben.
● Bei blasser Gesichtsfarbe Kopf flach legen.
● Schockindex – Schockbekämpfung (siehe dort).
● Bei bestehender Bewußtlosigkeit Atemwege freihalten, evtl. Kopf zur Seite drehen, um Sekrete abfließen zu lassen.
● Beim Drehen und Überstrecken des Kopfes auf HWS-Verletzungen achten.
● Blutungen am Schädel (nach steriler Wundauflage!) mit einem Druckverband versorgen.
● Notfalls Arteriendruckpunkte: Arteria temporalis und Arteria facialis.
● Anforderung: Wenn Patient bei Bewußtsein: RTW, bei bewußtlosem Patienten: NAW.

2.12 Verletzungen des Brustkorbes:

Die häufigste Verletzung im Bereich des Brustkorbes ist die Rippenfraktur. Wird eine gebrochene Rippe nach innen gedrückt, so kann es zu einer Blutung oder sogar zu einem Pneumothorax kommen, Verletzungen, die natürlich auch ohne Rippenfrakturen auftreten können (z. B. Messerstiche).

In den Brustkorb eingedrungene Fremdkörper werden keinesfalls entfernt, da oft erst durch eine solche Maßnahme tödliche Blutungen entstehen. Die Entfernung dieser Fremdkörper ist nur in der Klinik möglich.

Eine offene Brustkorbverletzung muß durch dachziegelartig verklebte Heftpflasterstreifen (Dachziegelverband, siehe Abbildung) sorgfältig verschlossen werden.

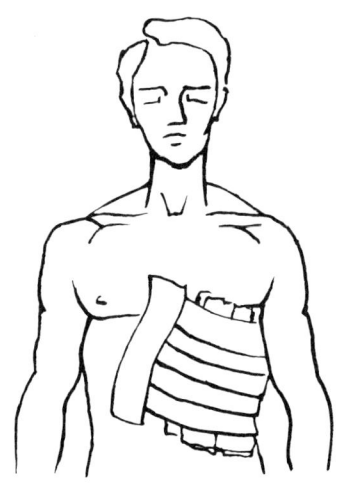

Bei einem Spannungspneumothorax, bei dem die Wunde eine Ventilfunktion ausübt und die Luft nur eintreten, nicht aber austreten läßt, kann es zu großen Luftansammlungen im Brustkorb kommen. Durch diese Luftmenge wird das Mediastinum zur gesunden Seite hin verdrängt, wodurch die Funktion der gesunden Lungenhälfte beeinträchtigt wird. In dramatischen Fällen kann hier ein Ventil helfen, das in umgekehrter Richtung funktioniert. Dieses „Behelfsventil" wird aus einer dicken Kanüle und einem perforierten Gummifingerling hergestellt. Die Kanüle wird nach Befestigung des Gummifingerlings etwa im 3. Intercostalraum eingestochen (Medioklavikularlinie). Bei der Exspiration des Patienten füllt sich der Fingerling mit der Thoraxluft und läßt sie entweichen, bei der Inspiration legt er sich zusammen.

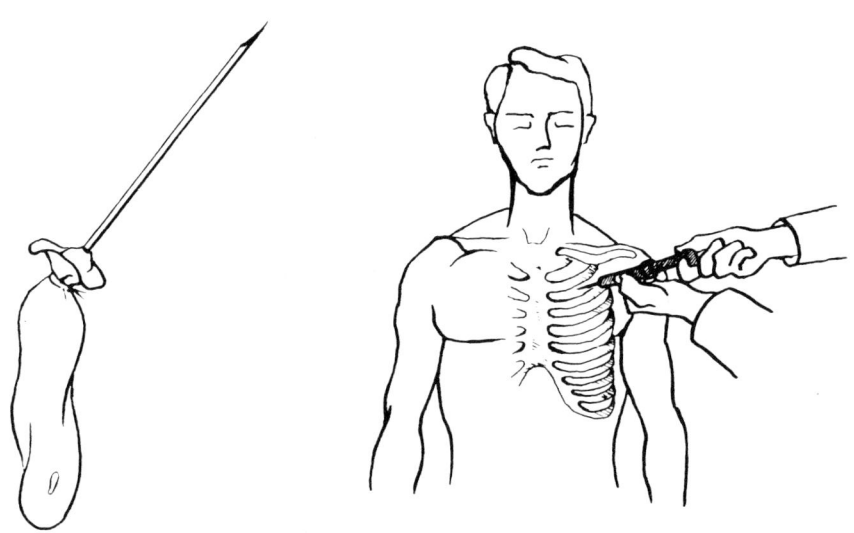

Sofortmaßnahmen bei Thoraxverletzungen:

● In den Thorax eingedrungene Gegenstände werden nicht entfernt, sondern steril umwickelt, gepolstert und so fixiert, daß ein Verschieben ausgeschlossen ist.

- Thoraxöffnungen werden durch einen Dachziegelverband mit Heftpflaster dicht verschlossen.
- Kontrolle der Atemfunktion. Wenn nötig, künstliche Beatmung.
- Bei Bewußtlosigkeit Freihalten der Atemwege.
- Bei der Überstreckung des Kopfes zum Freihalten der Atemwege auf etwaige Verletzungen der Halswirbelsäule achten (Unfallhergang).
- Blutende Wunden am Thorax durch Druckverband stillen. Anforderung: NAW

2.13 Rippenverletzungen:

Symptome: Starker Schmerz über der Bruchstelle, besonders bei der Einatmung. Schmerzen bei Beugung und Drehung, Knochenreiben der Bruchenden, evtl. Stufenbildung (nur bei erheblicher Dislokation).

Komplikationen: Pneumothorax, Hämatothorax, Lungenverletzung.

Sofortmaßnahmen bei Rippenfrakturen:

- Schmerzstillung durch Gabe eines Lokalanästhetikums in den Bruchspalt.
- Der Patient wird mit erhöhtem Oberkörper auf der verletzten Seite gelagert, um den Brustkorb ruhigzustellen.
- Unnötige Bewegungen des Patienten vermeiden.
- Anforderung: Liegen keine Lungenverletzungen vor, so wird ein KTW angefordert, bei Lungenverletzungen (Symptom: Bluthusten) ein RTW.

2.14 Frakturen der oberen Extremitäten:

Oberarmfrakturen:

Der Arm wird mit einer gut gepolsterten Schiene, die von der Schulter bis zum Ellenbogen reicht, ruhiggestellt. Sodann wird der im Ellenbogengelenk rechtwinklig gebeugte Arm in eine Schlinge (Dreiecktuch) gelegt und der Arm mit einer Binde am Brustkorb befestigt. An der freibleibenden, nicht verbundenen Hand des gebrochenen Armes kann die Blutzirkulation überwacht werden.

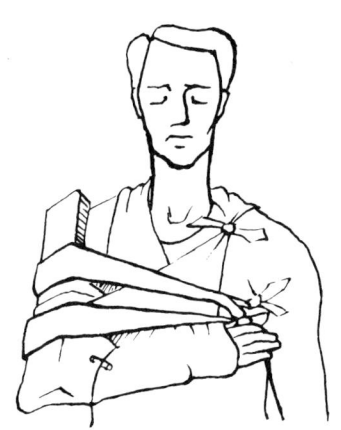

Frakturen des Unterarmes oder des Handgelenkes:

Schienung des Unterarmes durch geeignete Materialien (Zeitung, Pappe, etc.), wobei die Ruhigstellung vom Ellenbogen bis zur Hand reichen soll.

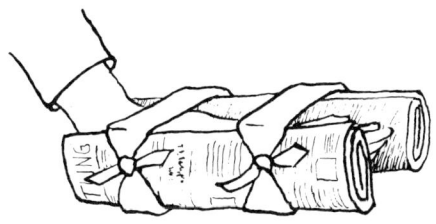

Bei 90°-Beugung im Ellenbogengelenk wird der Unterarm nach der Schienung in eine Schlinge (Dreiecktuch) gelegt, wobei die Hand mindestens 10 cm höher liegen soll, als der Ellenbogen.

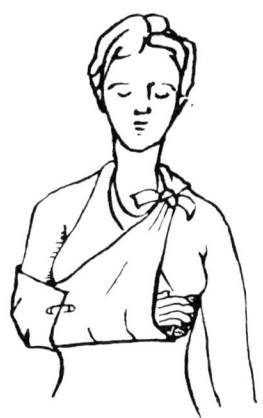

An den freibleibenden Fingern des verletzten Armes kann die Blutzirkulation überwacht werden.

2.15 Wirbelsäulenfrakturen:

Wirbelsäulenbrüche gehören zu den folgenschwersten Unfallverletzungen. Leider müssen bei dieser Verletzung, die meist schwerer festzustellen und zu erkennen ist, als z. B. eine Extremitätenfraktur, in sehr vielen Fällen Laien helfen, deren Ausbildungsstand in der Ersten Hilfe nicht immer als ausreichend bezeichnet werden kann.

Durch eine einzige falsche Bewegung des Patienten aber kann ein Knochenbruchstück das Rückenmark irreversibel schädigen. Darum ist bei jedem Unfall (nicht nur Verkehrsunfall), der vom Hergang an eine Rückenverletzung denken läßt, eine Wirbelfraktur mit großer Sorgfalt auszuschließen, bevor Maßnahmen ergriffen werden, die einer gebrochenen Wirbelsäule schaden könnten (z. B. das Überstrecken des Kopfes zur Befreiung der Atemwege).

Der Patient wird zu diesem Zwecke nach Schmerzen in der Rückengegend befragt; es wird geprüft, ob er dazu in der Lage ist die Arme und Beine ausreichend zu bewegen, die grobe Kraft der Hände und die Sensibilität aller vier Extremitäten werden überprüft. Ausfallerscheinungen weisen auf Verletzungen der zugehörigen Wirbelsäulenabschnitte hin.

Unfallverletzte, bei denen diese Überprüfungen noch nicht stattgefunden haben, sollten überhaupt nicht bewegt oder angehoben werden.

Liegt eine Verletzung der Wirbelsäule vor, so dürfen nur Maßnahmen durchgeführt werden, die das Rückenmark nicht gefährden; so werden die Atemwege z. B. nicht durch ein Überstrecken des Kopfes befreit, sondern durch das Vorziehen des Unterkiefers oder durch Hilfsmittel wie Guedel-Tubus oder Safar-Tubus.

Muß ein Wirbelsäulenverletzter bewegt werden (beispielsweise um ihn aus dem Gefahrenbereich zu entfernen), so darf dies nur mit einer ausreichenden Anzahl von Helfern geschehen. Die Wirbelsäule muß dabei ständig etwas unter Zug stehen und darf nicht durchgebogen werden. Wenn irgendwie möglich, sind solche Umlagerungen aber vom Fachpersonal (RTW, NAW) mit entsprechenden Hilfsmitteln (Vakuummatratze, Schaufeltrage) durchzuführen.

Sofortmaßnahmen bei Verdacht auf Wirbelsäulenfrakturen:

- Aufsetzen des Patienten oder ein Anheben des Kopfes vermeiden.
- Befragen des Patienten nach Schmerzen im WS-Bereich.
- Überprüfung der Arme auf grobe Kraft (Händedruck).
- Überprüfung aller Extremitäten auf Bewegungsfähigkeit und Sensibilität.
- Beim Vorliegen einer Wirbelsäulenfraktur bildet sich meist ein schwerer Schock aus – Schockbekämpfung.
- Maßnahmen vermeiden, die das Rückenmark gefährden könnten.
- Umlagerungen des Patienten, wenn irgendwie möglich, nur durch Fachpersonal (RTW, NAW).
- Wenn Umlagerungen des Wirbelsäulenverletzten nicht zu umgehen sind, dürfen sie nur unter ständiger Extension der gesamten Wirbelsäule und nur mit einer ausreichenden Anzahl von Helfern durchgeführt werden. Die Wirbelsäule darf dabei nicht durchgebogen werden.
- Anforderung: Wenn keine erschwerenden Begleiterkrankungen (Schock) vorliegen: RTW mit Vakuummatratze und Schaufeltrage.

2.16 Beckenbrüche:

Die Gefährlichkeit von Beckenfrakturen besteht im wesentlichen in Verletzungen der Beckenorgane (Blase, Nieren, Genitalien der Frau) und inneren Blutungen.

Der Verdacht einer Beckenfraktur oder Oberschenkelhalsfraktur läßt sich durch eine einfache Untersuchung erhärten: die (leichte!) Kompression beider Hüftgelenke nach medial führt bei diesen Frakturen zu einer deutlichen Schmerzverstärkung.

Patienten mit Beckenfrakturen sind sehr vorsichtig zu bewegen und zu lagern, auf das Vorhandensein eines Schocks (→ Schockbekämpfung) ist zu achten.

● Anforderung: RTW.

2.17 Frakturen der unteren Extremitäten:

Beinfrakturen, besonders die Oberschenkel- und Oberschenkelhalsfrakturen, gehören zu den Knochenverletzungen, bei denen sehr große Blutmengen im Weichteilgewebe versickern können. Oft ist diese innere Blutung nach außen hin nicht sichtbar. Daher ist bei solchen Brüchen sorgfältig auf Schockzeichen zu achten.

Bei der Oberschenkelhalsfraktur ist – ähnlich wie bei dem Beckenbruch – der Druck auf den Trochanter major nach medial sehr schmerzhaft, das betreffende Bein ist meist exorotiert (Fußstellung), verkürzt und läßt sich nicht aktiv anheben.

Bei Oberschenkelfrakturen läßt sich der Fuß ebenfalls nicht anheben, evtl. hörbare Knochenreibegeräusche (Crepitatio) und die übrigen Frakturzeichen weisen auf einen Knochenbruch hin.

Bei Unterschenkelfrakturen kann aber, besonders wenn nur die Fibula gebrochen ist, die Gehfähigkeit erhalten sein; der Patient kann u. U. – wenn auch mit Schmerzen – stehen und sich fortbewegen. Die erhaltene Gehfähigkeit allein schließt also – wie auch bei den Fußfrakturen – einen Knochenbruch nicht aus. Sichere Abklärung bringt in Zweifelsfällen nur die klinische Untersuchung. Daher sollten auch Patienten mit einer vermeintlichen „Prellung" in solchen Zweifelsfällen zum Arztbesuch angehalten werden.

Die beste Erstversorgung der Ober- und Unterschenkelfrakturen besteht in einer Extension der Bruchenden (z. B. Bergwachtstreckschiene). Diese Streckung des Beines hat sehr günstigen Einfluß auf das Schmerz- und Schockgeschehen, und vermeidet weitergehende Verletzungen der Nerven und Gefäße im Frakturgebiet.

Diese Form der Erstversorgung ist aber an geeignetes Material gebunden. Steht dies nicht zur Verfügung, so muß mit einer einfachen, gut gepolsterten Schiene oder mit einer aufblasbaren Plastikschiene ruhiggestellt werden.

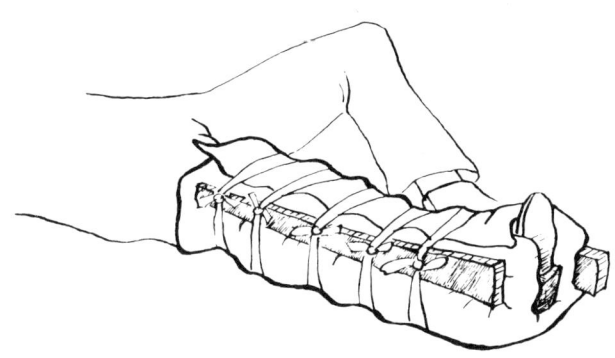

Eine Schienung muß am Bein – wie auch am Arm – so lang sein, daß auch die Gelenke ober- und unterhalb der Frakturstelle ruhiggestellt werden.

Wichtig ist neben der richtigen Länge und der guten Polsterung auch die regelmäßige Kontrolle der Schiene: Auch eine sachgemäß angelegte Schiene kann durch spätere Schwellung der Weichteile zu eng werden und neben Schmerzen auch weitere Schäden (Nerven, Durchblutung) verursachen.

Kontrollen der Blutzirkulation sollten daher bei zunehmenden Schmerzempfindungen sofort, sonst regelmäßig in etwa 20minütigen Abständen, durchgeführt werden.

Bei allen Beinfrakturen ist – schon unter dem Gesichtspunkt der möglichen Schockreaktion – die liegende Lagerung des Patienten selbstverständlich, bei Fußverletzungen wird das Bein hochgelagert.

● Anforderung: RTW.

2.18 Frakturen bei chiropraktischer Behandlung:

Bei der chiropraktischen Behandlung sind bei unsachgemäßer Anwendung Komplikationen nicht völlig auszuschließen. Auch eine entsprechende Disposition des Patienten (Osteoporose!) kann zu solchen Behandlungsfolgen führen.

Durch eine gute Ausbildung des Behandlers und eine gründliche Voruntersuchung des Patienten sind solche Komplikationen aber durchaus vermeidbar. Darum sollte es bei der chiropraktischen Behandlung oberstes Gebot sein, bei jedem Patienten vor dem Behandlungsbeginn eine Röntgenkontrolle des Skelettes durchführen zu lassen. Diese Untersuchung gibt wichtige Aufschlüsse über den Verkalkungszustand des Körperskelettes, eine wichtige Voraussetzung für die Durchführung einer solchen manuellen Wirbelsäulenbehandlung.

Kommt es bei dieser Behandlung aber doch einmal zu einer Fraktur, muß so verfahren werden, wie es in den entsprechenden Kapiteln beschrieben wurde.

Keinesfalls – auch bei harmlos anmutenden Vorkommnissen – sollte es aber versäumt werden, den Patienten über den Vorfall aufzuklären. Nur durch die Informierung und die Klinikeinweisung des Patienten kann der Behandler sich eine rechtlich einigermaßen solide Position verschaffen.

3 Komplikationen bei Injektion und Akupunktur

3.1 Paravenöse Injektion:

Symptome: Schmerzhaftigkeit, auf die der Patient u. U. selbst hinweist. Blutaspiration in die Spritze meist nicht mehr möglich, gelegentlich wird auch nur ein gesetztes Hämatom rückaspiriert. Es besteht ein paravenöses Infiltrat.

Komplikationen: Bei hochprozentigen oder stark irritierenden Lösungen besteht die Gefahr einer lokalen Entzündung mit nachfolgender Gewebsnekrose.

Sofortmaßnahmen:
- Sofortige Beendigung der Injektion.
- Versuch der Rückaspiration des Paravasates.
- Liegenlassen der Kanüle (!).
- Infiltrieren des Gewebsbezirkes mit steriler, physiologischer Kochsalzlösung zur Verdünnung des Paravasates.
- Nach Möglichkeit Zusatz von Hyaluronidase (Kinetin/Schering) zur Kochsalzlösung, um die Diffusion in die Umgebung zu beschleunigen.
- Ferner kann zur Schmerzstillung und zur Vermeidung von Gefäßspasmen ein Lokalanästhetikum (ohne Adrenalin!) verabreicht werden.
- Nötigenfalls Ruhigstellung des Armes.
- Einweisung des Patienten in die Klinik.

3.2 Durchstechen der Vene:

Nachfolgendes Hämatom bei noch liegender Kanüle.

Sofortmaßnahmen:
- Staubinde lösen.
- Kanüle entfernen.
- Manuelle Kompression.

3.3 Phlebalgien während der Injektion:

Venenreizungen während der intravenösen Injektion, besonders bei hochprozentigen Zuckerlösungen, können sich in plötzlich entlang des Venenstranges ausstrahlenden Schmerzen äußern.

Sofortmaßnahmen:
- Um eine Injektionsphlebitis zu vermeiden, ist die Injektion sofort abzubrechen.
- Spätere Versuche mit verdünnter Injektionsflüssigkeit durchführen unter vermehrter Beachtung einer axial der Vene laufenden Nadelführung.

3.4 Versehentlich intraarterielle Injektion:

Intensiver Schmerz und auffallende Blässe distal der Injektionsstelle, bei Extremitäten auch Pulslosigkeit und Ischämie, deuten auf eine versehentlich intraarteriell verabfolgte Injektion hin.

Später können sich Nekrosen entwickeln, die u. U. eine Amputation erfordern.

Die Farbe des nach Einstich aspirierten Blutes erlaubt keinen sicheren Rückschluß auf den venösen Sitz der Nadel. Auch der pulsierende Druck des bei der Arterienpunktion in die Spritze eintretenden Blutes kann bei dünner Kanüle fehlen.

Sofortmaßnahmen:
- Unterbrechung des Injektionsvorganges.
- Liegenlassen der Kanüle im Gefäß.
- Nachinjektion von 20 ml physiologischer Kochsalzlösung.
- 100 mg Solu-Decortin H (oder äquivalente Dosis eines anderen, wasserlöslichen Kortisonderivates) und
- 10 ml einprozentiger Lösung eines adrenalinfreien Lokalanästhetikums durch die noch liegende Kanüle.
- Anforderung: RTW.

3.5 Abbrechen einer Injektionskanüle bei der intramuskulären Injektion:

Die Abbruchgefahr ist besonders groß bei der Verwendung älterer, sterilisierbarer Kanülen, die gelegentlich am Nadelansatz rosten, sowie bei unwillkürlicher Schmerzabwehrbewegung des Patienten.

Sofortmaßnahmen:
- Der Patient ist von einem erfolgten Kanülenabbruch sofort in Kenntnis zu setzen.
- Blinde, chirurgische Entfernungsversuche sind meist zwecklos, die operative Entfernung der Kanüle hat nur unter röntgenologischer Bildschirmkontrolle Aussicht auf Erfolg.
- Gewöhnlich bleibt die Kanüle aber im Gewebe liegen, ohne größere Beschwerden zu verursachen.
- Anforderung: KTW.

Vorbeugungsmaßnahmen:
Sterile Einmalkanülen verwenden, wobei die Länge der Kanüle so gewählt werden sollte, daß ein völliges Versenken bis zum Ansatzkonus nicht nötig ist.

3.6 Blutaspiration bei der intramuskulären Injektion:

Gewinnt man beim obligatorischen Ansaugen vor der intramuskulären Injektion Blut, so ist ein Gefäß getroffen. Die Kanüle wird entfernt, die Injektionsstelle für einige Minuten mit einem sterilen Tupfer komprimiert und die Injektion an anderer Stelle wiederholt.

3.7 Injektionsschmerz:

Tritt während des Einstiches ein starker, ausstrahlender Schmerz auf, so ist möglicherweise ein Nerv getroffen. Die Kanüle wird entfernt und der Einstich an anderer Stelle wiederholt.

Tritt der Schmerz während des Injektionsvorganges auf, so ist entweder eine Reizwirkung durch das Medikament, oder eine perineurale Injektion anzunehmen. Der Vorgang ist sofort abzubrechen.

Ischiadikuslähmungen als Spätfolge einer intramuskulären Injektion sind selten einem besonders toxisch wirkenden Medikament anzulasten. Meist handelt es sich um eine falsche Injektionstechnik.

3.8 Allgemeine Komplikationen bei der Injektion:

Kommt es während der Injektion zu einem vasomotorischen Kollaps, z. B. infolge der Angst oder des Schmerzes, so wären die

Vorboten: Schneller, flacher Puls, Blässe, flache Atmung, Übelkeit, Schweißausbruch.

Sofortmaßnahmen:
- Patienten flach lagern, Beine hoch, Kopf tief (Schocklage).
- Wenn Patient bei Bewußtsein, tief durchatmen lassen.
- Wenn nötig, wird O_2 gegeben.
- Kreislaufstützung mit 1 Ampulle Effortil i. m. (wird selten nötig sein).
- Blutdruck und Pulskontrolle bis zum Wohlbefinden des Patienten.

3.9 Anaphylaktischer Schock:

Liegt dem Bewußtseinsverlust eine allergische Reaktion des Patienten zugrunde, äußert sich dies folgendermaßen:

Symptome: Kühle, feuchte Haut, Blässe, kalte Extremitäten, dünner tachykarder Puls, niedriger Blutdruck, Herzfrequenz weiter steigend, Blutdruck weiter sinkend, später evtl. Bewußtseinseintrübung und oberflächliche, beschleunigte Atmung.

Sofortmaßnahmen:
- Schocklage des Patienten (Beine hoch, Kopf tief).

- Kontrolle von Blutdruck und Puls.
- Intravenösen Zugang sichern durch Venenverweilkanüle.
- 5 ml Tavegil i. v.
- Adrenalin (Suprarenin) 1:1000 0.25 – 0,8 ml verdünnt auf die zehnfache Menge (NaCl) intravenös.
- Volon-A-solubile 200 mg i. v. (nach vorheriger Adrenalingabe).
- Infusion einer kristalloiden Lösung zur Volumensubstitution.
- Siehe auch Kapitel „Schock/Anaphylaxie".
- Anforderung: NAW.

3.10 Blutungen nach Injektionen:

Kommt es während oder nach Injektionen zu inneren oder äußeren Blutungen, so lassen sich diese meist durch Kompression, notfalls mit einem kalten Gegenstand, zum Stillstand bringen. Führt diese Maßnahme nicht zum Erfolg, so kann ein Druckverband angelegt werden (siehe dort) und der Patient zur ambulanten Behandlung an die Klinik verwiesen werden.

Vorsicht ist geboten bei Patienten, die mit Antikoagulantien behandelt werden; in diesen Fällen sind alle Injektionen (auch intravenös) zu unterlassen. Derartige anamnestische Gegebenheiten sind bei jedem Patienten sorgfältig abzuklären.

3.11 Zwischenfälle bei der Neutraltherapie und Lokalanästhesie

Komplikationen bei der Verwendung von Lokalanästhetika sind meist allergischer oder toxischer Natur. Bei der Verwendung von Procain ist die Wahrscheinlichkeit der allergischen Reaktion größer als bei der Gabe von Lidocain, wohingegen beim Lidocain eher toxische Erscheinungen zu erwarten wären, als beim Procain.

Über toxische und allergische Erscheinungen hinaus treten bei besonders disponierten Patienten vasomotorische Störungen auf, die zwar an ernsthafte Zwischenfälle denken lassen, in der Regel aber relativ harmlos sind.

3.12 Vasomotorischer Kollaps durch psychogene Reaktion:

Ein massiver Blutdruckabfall kann bei labiler Gefäßregulation zur Ohnmacht führen.

Vorboten: Schneller, flacher Puls, Blässe, flache Atmung, Übelkeit, Schweißausbruch.

Sofortmaßnahmen:
- Patienten flach lagern, Beine hoch (Schocklage).
- Wenn Patient bei Bewußtsein, tief durchatmen lassen.
- Wenn nötig, wird O_2 gegeben.
- Zur Kreislaufstützung 1 Ampulle Effortil i. m. (wird selten nötig sein).
- Blutdruckkontrolle und Pulsüberwachung bis zum Wohlbefinden des Patienten.

3.13 Hyperventilationstetanie durch psychogene Reaktion

Sofortmaßnahmen:
- Atem anhalten lassen oder einige Minuten in eine Plastiktüte aus- und einatmen lassen (CO_2-Druck im Blut steigt an und beseitigt die respiratorische Alkalose).

3.14 Toxische Wirkungen

lassen sich durch das Vermeiden versehentlich intravasaler Injektionen (!) und durch deutliches Unterschreiten der Maximaldosen verhindern. Man beachte stets das unterschiedliche Körpergewicht der einzelnen Patienten.

Maximaldosen:

Procain 1 % = 100 ml
2 % = 25 ml, da die Toxität eines Lokalanästhetikums mit dem Quadrat der Konzentration ansteigt. Durch den Zusatz des Coffeins erhöht sich die Procaintoleranz um ca. 30 bis 40 Prozent (z. B. Impletol/Bayer).

Lidocain 0,5 % – 80 ml
1 % = 20 ml, oder besser 3 mg je kg Körpergewicht (bei einem 50 kg schweren Patienten z. B. nur 15 ml 1 %iges Lidocain = 150 mg).

Diese Angaben der Maximaldosen sollen nur der Orientierung dienen, es wird dringend empfohlen, sie prinzipiell wesentlich zu unterschreiten.

Der Vollständigkeit halber sei erwähnt, daß im Rahmen der Neuraltherapie grundsätzlich nur Lokalanästhetika ohne gefäßverengende Zusätze (Adrenalin) verwendet werden.

3.15 Vergiftung durch Überdosierung

Bei einer Überdosierung eines Lokalanästhetikums wäre folgendes Erscheinungsbild zu erwarten:

1. Vorstadium

Symptome: Schwindel, Kopfschmerz, Unruhe, Verwirrtheit, Sprachstörungen, Schläfrigkeit.

2. Erregungsphase

Symptome: Leitsymptom: klonisch-tonische Krämpfe, Ansteigen oder Abfallen (gefährlicher) der Herzfrequenz und des Blutdrucks, Übelkeit, Erbrechen, schnelle, unregelmäßige Atmung.

3. Lähmungsphase

Symptome: Bewußtseinstrübung oder Bewußtseinsverlust,

weite Pupillen, evtl. Kammerflimmern oder Herzstillstand.

4. Kardiovaskuläre Wirkungen:

Bradykardie, Vasodilatation

Sofortmaßnahmen:
- Blutdruckmessung, Pulskontrolle,
- Atemwege freihalten
- O_2-Zufuhr, evtl. Beatmung
- Venenverweilkanüle legen.
- Bei Kreislaufversagen Schocktherapie.
  Schocklage, Beine hoch, Kopf tief, O_2-Gabe.
- Infusion einer kristalloiden Lösung zur
  Volumensubstitution.
- Bei Herzstillstand Herz-Lungen-Wieder-
  belebung.
- Anforderung: NAW

3.16 Allergische Reaktionen

Prophylaxe:

Da erfahrungsgemäß Patienten mit einer Sulfonamid-Allergie auch Procain schlecht vertragen und zu allergischen Reaktionen neigen, sollte in
diesen Fällen von vornherein Lidocain verwendet werden.

Gleiches gilt für Patienten mit einer Allergie gegen Antihistaminika, Sac-
charin und Kugelschreibertinte.

Testmethoden bei fraglicher Procain-Allergie

Hauttest:

Eine Intrakutanquaddel mit Procain wird am Unterarm gesetzt. Allergieverdacht besteht bei deutlicher Rötung der Quaddel und ihrer Umgebung
und bei stärkerem Juckreiz innerhalb von 15 Minuten.

Konjunktivaltest:

Ein Tropfen Procain wird in den Bindehautsack des Auges geträufelt. Allergieverdacht bei Rötung der Bindehaut oder Juckreiz innerhalb einer Minute.

Leichte, allergische Reaktionen:

Rötung und Juckreiz an den Injektionsstellen, Urtikaria, Dermatitis.

Sofortmaßnahmen: ● Antihistaminika (Tavegil, Fenistil) oral

Schwere allergische Reaktionen:

Differentialdiagnose zu toxischer Wirkung nach Überdosierung: bei allergischer Reaktion keine Krämpfe.

Symptome: Blässe, Schweißausbruch, Ödeme (bes. der Augenlider), Urtikaria, Atemnot bis zur Zyanose, Asthmaanfall, kardiovaskulärer Kollaps mit Blutdruckstürzen, Bewußtlosigkeit.

Sofortmaßnahmen:
● Schocklage, Beine hoch, Kopf tief
● venösen Zugang sichern (Dauerkanüle)
● Antihistaminika: Tavegil 5 ml i. v.
● Adrenalin (Suprarenin) 1 : 1000 0,25 bis 0,8 ml auf die zehnfache Menge verdünnt (NaCl), intravenös,
● Volon-A-solubile 200 mg i. v.,
● intravenöse Infusion einer kristalloiden Lösung zur Volumensubstitution.
● O$_2$-Gabe, notfalls Beatmung.
● Blutdruckmessung, Pulskontrolle.
● Anforderung: NAW, siehe auch Kapitel Schock.

3.17 Zwischenfälle bei der Akupunktur

Vasomotorischer Kollaps, psychogene Reaktion

Vorkommen fast nur bei Männern, und hier besonders bei großen, robusten Typen. Deshalb sollten solche Patienten grundsätzlich liegend behandelt werden, was im übrigen bei allen Akupunkturpatienten bei der ersten Behandlung beachtet werden sollte.

Kommt es zu einem vasomotorischen Kollaps, so sind die

Vorboten: schneller, flacher Puls, Blässe, flache Atmung, Übelkeit und Schweißausbrüche.

Sofortmaßnahmen:
- alle Akupunkturnadeln sofort entfernen,
- Patienten flach lagern, Kopf tief, Beine hoch (Schocklage),
- wenn Patient bei Bewußtsein, tief durchatmen lassen,
- wenn nötig, wird O_2 gegeben.
- Zur Kreislaufstützung 1 Amp. Effortil i. m. (wird selten nötig sein).
- Blutdrucküberwachung und Pulskontrolle bis zum Wohlbefinden des Patienten.

3.18 Blutungen

Es sollte in der Akupunktur grundsätzlich vermieden werden, sichtbare Blutgefäße anzustechen. Liegt ein Akupunkturpunkt genau auf einem sichtbaren Gefäß, so muß eine andere Punktkombination gewählt werden.

Kommt es während der Behandlung oder nach Beendigung der Nadelung zu einer Blutung, so läßt diese sich durch Kompression, notfalls mit einem kalten Gegenstand, zum Stillstand bringen.

Vorsicht geboten ist bei Patienten, die mit Antikoagulantien behandelt werden, daher ist diese anamnestische Gegebenheit immer sorgfältig abzuklären.

3.19 Muskelkrämpfe

Kommt es während eines Einstichs zu Muskelkrämpfen, so sollte die Nadelung an dieser Stelle nicht weiter durchgeführt werden. Tritt ein solcher Krampf bei einer liegenden Nadel auf, so darf die Nadel nicht entfernt werden (Gefahr des Abbrechens). Vielmehr muß sich die Bemühung des Behandlers darauf konzentrieren, den Krampf zu beenden (z. B. durch leichte Druckmassage des Muskels). Erst bei vollständig entspanntem Muskel wird die Nadel vorsichtig entfernt und auf ihre Unversehrtheit geprüft.

3.20 Abbrechen von Nadeln

Kommt es im Gefolge von Muskelkrämpfen zum Abbrechen einer Nadel, so kann ein chirurgischer Eingriff unumgänglich werden.

Sofern das abgebrochene Fragment keine vitale Bedrohung darstellt, wird es in situ belassen. Der Patient wird in die Klinik eingewiesen.

Der verbliebene Rest der Nadel wird, zusammen mit einem unversehrten Vergleichsexemplar, dem Patienten mitgegeben.

3.21 Extreme Schmerzen

Beim Auftreten extremer Schmerzen während der Nadelung wird die Nadel sofort entfernt. Eine erneute Punktion dieser Stelle sollte vermieden werden.

Allgemein sollte noch darauf hingewiesen werden, daß während einer Akupunkturbehandlung verschiedene Medikamente stärker wirken können als sonst üblich.

Es ist daher bei einer bestehenden Dauermedikation z. B. Herzglykoside, orale Antidiabetica etc. auf etwaige Symptome zu achten.

4 Andere Notfallursachen

4.1 Vergiftungen:

Besonders verdächtig auf eine Vergiftung ist das gemeinsame Vorhandensein der Symptome

Miosis – Lungenödem – Krämpfe.

Sofortmaßnahmen: (evtl. auch telefonische Anweisung):
- Bewußtlosen Patienten nichts einflößen (Gefahr der Aspiration).
- Atemwege freihalten, Zahnprothesen entfernen.
- Patienten in Seitenlage verbringen (Abfluß von Sekreten).
- Zunge vorziehen.
- Patienten warmhalten (Wolldecke)

Atem- und Kreislauffunktionen sichern:

In Seitenlage Kopf maximal zum Nacken strecken, Zunge vorziehen. Bei Atemlähmung künstliche Beatmung, Blutdruck und Pulsfrequenz kontrollieren.

Bekämpfen einer Hypovolämie durch Infusion einer kristalloiden Lösung.

Magenentleerung:

Bei oraler Giftaufnahme ist eine Magenentleerung nötig. Sofern der Patient nicht bewußtlos ist, soll durch warmes Salzwasser ein Erbrechen provoziert werden (3 gehäufte Teelöffel Salz auf 1 Glas warmes Wasser). Diese hypertone Salzlösung bewirkt neben dem Erbrechen einen Pylorospasmus und verhindert so den weiteren Übertritt von Mageninhalt in den Darm. Das Erbrochene soll zur Giftbestimmung aufgehoben werden.

4.2 Medizinalkohle:

Die Magenentleerung kann bei einigen oralen Vergiftungen ersetzt werden durch die Gabe von Medizinalkohle (z. B. Kohle-Compretten/Merck).

Stark adsorbiert werden:

Tenside in Wasch- und Reinigungsmitteln, organische Lösungsmittel wie Benzol oder Diethylamin, Pilzgifte und Bakteriengifte.

Schlecht adsorbiert werden:

DDT, Borsäure, Äthyl- und Methylalkohol, Thallium und Blausäure.

Wirkungslos ist Medizinalkohle bei:

Mineralsäuren, Natriumsulfat, ätzenden Substanzen und in Wasser unlöslichen Substanzen, wie z. B. Tolbutamid. Medizinalkohle wird immer zusammen mit Natriumsulfat (Glaubersalz, Laxans) verabreicht, um die Darmpassage des Kohle-Gift-Komplexes zu beschleunigen.

Einmalige Dosis nach Giftaufnahme:
Erwachsene   10   g
Kinder   5   g
Säuglinge   2,5 g

Säuren und Laugen:

Bei oraler Aufnahme von Säuren oder Laugen sollte, um eine weitere Verätzung der Speisewege zu verhindern, eine Magenentleerung vermieden werden. Stattdessen sollte der Versuch einer Neutralisierung im Körper gemacht werden. Milch mit rohen Eiern (zur Not auch ohne Eier) wirkt bei Säuren und bei Laugen neutralisierend.

Bei Laugen sind jedoch Zitronensaft oder verdünnte Essigsäure günstiger, weil stärker wirksam.

Vorsicht mit Milch oder Rizinusöl bei fettlöslichen Giften: die Resorption würde dadurch gefördert.

Atemgifte

erfordern die sofortige Verbringung des Patienten an die frische Luft. Vorsicht: bei bestimmten Gasen besteht Explosionsgefahr.

Chlor, Stickoxide, Phosgen u. a. Gase führen zum Lungenödem: O_2-Beatmung.

Transkutane Aufnahmen fettlöslicher Gifte:

Bei Aufnahme von fettlöslichen Giftstoffen durch die Haut (z. B. E 605) sofort alle verschmutzten Kleidungsstücke entfernen und betroffene Hautpartien gründlich mit Wasser und Seife waschen (dabei Wasserstrahl auf die Haut des Patienten richten).

Augen und Bindehautsack

sind besonders durch Laugen, Säuren und ungelöschten Kalk gefährdet.

Ausspülungen der Augen sind von der Mitte zur Seite, (um das gesunde Auge zu schützen) mit nicht zu hartem Wasserstrahl bei aufgehaltenem Lidspalt für etwa fünf Minuten durchzuführen.

4.3 Rattengift (Thallium):

Symptome:	Obstipation, Polyneuritis, Tachykardie und Haarausfall, Schmerzen und Parästhesien der Extremitäten, Ptosis, Fieber, Leibschmerzen.
Sofortmaßnahmen:	● Wenn Patient bei Bewußtsein, Erbrechen provozieren durch Salzwasser (drei gehäufte Teelöffel Salz auf ein Glas warmes Wasser).
	● Anforderung: RTW.

4.4 Schneckengifte (Metaldehyd, wird auch als Trockenspiritus gebraucht)

Symptome:	Erbrechen, epileptiforme Krämpfe, Trismus, Reflexsteigerung.
Sofortmaßnahmen:	● Wenn Patient bei Bewußtsein, Erbrechen provozieren (3 gehäufte Teelöffel Salz auf ein Glas warmes Wasser).
	● Anforderung: RTW.

4.5 Laugenverätzungen (orale Aufnahme):

Bei Laugenverätzungen (Möbelpolitur, Salmiak, Natron- oder Kalilauge) treten folgende

Symptome auf: Glasig-sulzige Veränderungen der Speiseröhre und des Rachens, Brustschmerz hinter dem Sternum, Magenschmerz, bräunliches Erbrechen, evtl. blutiger Durchfall, blutiger Harn, Kollaps.

Sofortmaßnahmen:
- Sofort Essig (unverdünnt) oder Zitronensaft trinken lassen.
- Kein Erbrechen provozieren.
- Bei Schock Kopf tief legen, Beine hoch.
- Blutvolumensubstitution (kristalloide Infusionslösung).
- Anforderung: Wenn Patient bewußtlos (Schock): NAW, wenn Patient bei Bewußtsein und Neutralisation der Lauge gelungen: RTW.

4.6 Säureverätzungen (orale Aufnahme):

Salzsäure, Schwefelsäure, Salpetersäure.

Symptome: Verätzung der Speiseröhre, Kaffeesatzerbrechen, brennender Schmerz, Glottisödem, Kreislaufkollaps, Schocktod.

Sofortmaßnahmen:
- Neutralisation der Säure (Milch mit rohen Eiern).
- Kein Erbrechen provozieren.
- Blutdruckmessung, Pulskontrolle.
- Nötigenfalls Verbringen des Patienten in die Schocklage.
- Volumensubstitution durch Infusion einer kristalloiden Lösung.

- Bei einem lebensbedrohlichen Glottisödem kann eine Kehlkopfpunktion durch Injektionskanülen eine lebensrettende Maßnahme sein.
- Anforderung: NAW.

4.7 Schlafmittelvergiftung:

Je nach Ausscheidungsgeschwindigkeit und Toxizität des Präparates äußert sich die Vergiftung sehr verschieden.

Symptome: Oberflächliche Atmung, Areflexie, Koma, gelegentlich auch Hyperreflexie und Krämpfe.

Sofortmaßnahmen:
- Erbrechen provozieren (nur wenn Patient bei vollem Bewußtsein) durch Salzwasser (drei gehäufte Teelöffel Salz auf ein Glas warmes Wasser).
- Evtl. stattdessen Medizinalkohle und Natriumsulfat verabreichen (Adsorption des Giftes).
- Atemwege freihalten.
- O_2-Gabe.
- Nötigenfalls künstliche Beatmung.
- Kreislaufkontrolle (Blutdruck und Puls).
- Anforderung: Wenn Patient bewußtlos: NAW. Wenn Patient bei Bewußtsein: RTW.

4.8 Kohlenmonoxydvergiftung:

Besonders durch Autoabgase, gelegentlich aber auch durch schlecht ziehende Öfen, kommt es zu einer Kohlenmonoxydvergiftung.

Symptome: Kopfschmerzen, Übelkeit, Bewußtlosigkeit bei rosaroter, „gesunder" Hautfarbe.

Sofortmaßnahmen:	● Patienten sofort an die frische Luft bringen.
	● Sauerstoffgabe.
	● Nötigenfalls Beatmung.
	● Anforderung: NAW.

4.9 Pilzvergiftung (Knollenblätterpilz):

Häufigste Pilzvergiftung durch Verwechslung des Knollenblätterpilzes mit dem Wiesenchampignon.

Symptome:	Nach einer 8- bis 24stündigen Latenzzeit mit ungetrübtem Sensorium Erbrechen, Durchfall (→ Wasser- und Kochsalzverarmung), schwere Kreislaufschäden (auch Toxinwirkung auf den Herzmuskel). Extrarenales Syndrom, Leberkoma, Tod.
Sofortmaßnahmen:	● Prophylaktische Entleerung des Magens aller am Essen beteiligten Personen.
	● Evtl. stattdessen Medizinalkohle und Natriumsulfat verabreichen (Adsorption des Giftes).
	● Wasser- und Elektrolytausgleich bei längerem Brechdurchfall (Elektrolytlösung i. v.).
	● Blutdruck- und Pulskontrolle.
	● Anforderung: RTW.
DD:	„Falsche Pilzvergiftung", schwer verdauliches Pilzeiweiß verursacht gelegentlich Unverträglichkeitserscheinungen, die an eine echte Pilzvergiftung denken lassen. Im Zweifelsfalle oben angegebene Sofortmaßnahmen durchführen.

4.10 Bakterielle Lebensmittelvergiftung (Botulismus):

Vergiftung durch den Genuß verdorbener, anaerob konservierter Nahrungsmittel. Die Infektion mit dem Erreger ist harmlos, die Erscheinungen werden nicht durch den Erreger selbst, sondern durch das Ektotoxin ausgelöst, das der Erreger unter Luftabschluß (Konserven) bildet.

Symptome: Nach einer Inkubationszeit von ½ Stunde bis zu sechs Tagen: Kopfschmerzen, Augensymptome: Akkomodationsstörung, Doppeltsehen, Ptose, weite starre Pupillen, Erblindungsgefahr, Schlucklähmung, in dramatischen Fällen Extremitätenparesen und Atemlähmung.

Alle Symptome treten stets bei voll erhaltenem Bewußtsein auf.

Erbrechen und Durchfall sind selten.

Sofortmaßnahmen:
- Erbrechen provozieren durch Salzlösung (3 gehäufte Teelöffel Salz auf ein Glas warmes Wasser).
- Evtl. stattdessen Medizinalkohle und Natriumsulfat verabreichen (Adsorption des Bakterientoxins).
- Nötigenfalls Beatmung.
- Anforderung: Wenn keine Atemlähmung vorhanden: RTW, in besonders schweren Fällen mit Atemlähmung: NAW.

4.11 Verätzungen:

Bei Verätzungen ist die Gewebsnekrose das führende Symptom, doch kommt es durch Resorption der ätzenden Substanz gelegentlich zu beachtlichen Allgemeineffekten (Azidose!).

Bei Säureverätzungen handelt es sich um scharf begrenzte Ätzschorfe, die durch Eiweißfällung bedingt sind, bei Laugenverätzungen um weiche „Kolliquationsnekrosen".

Die Verätzung ist primär aseptisch, doch kommt es in den meisten Fällen zu einer Sekundärinfektion.

Sofortmaßnahmen:
- Nach Möglichkeit Neutralisation der Noxe mit Hilfe des polaren Antidots, was aber selten gelingt.

- Wichtig ist die Abschwemmung der Noxe mit reichlich Wasser, um die Resorption zu bremsen.
- Selbstverständlich ist die vorsichtige (cave: Selbstgefährdung) Entfernung aller mit Säure oder Lauge benetzten Kleidungsstücke.
- Anforderung: Bei ungetrübtem Bewußtsein und Fehlen von resorptiven Allgemeinerscheinungen: RTW, bei dramatischem Verlauf: NAW.

4.12 Verbrennung und Verbrühung:

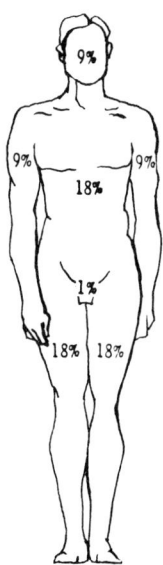

Kopf	9 %
Arme je	9 %
Rumpf vorn	18 %
Rumpf hinten	18 %
Beine je	18 %
Genitale	1 %
Gesamt	100 %

Durch lokale Einwirkung von Hitze auf einen Teil der Körperoberfläche kommt es zu einer Verbrennung, die in vier Stadien eingeteilt wird:

Verbrennung 1. Grades: Hyperämie

2. Grades: Blasenbildung

3. Grades: Verschorfung → Nekrose

4. Grades: Verkohlung → Nekrose.

Die Gefährlichkeit der Verbrennung hängt auch vom Ausmaß der betroffenen Körperoberfläche ab, dieses wird bestimmt nach der sog. Neunerregel (s. Abbildung).

Komplikationen: Akut gefährdet ist der Patient durch den Verbrennungsschock, später (nach der akuten Phase) durch eine Autointoxikation infolge der Resorption zerfallenen körpereigenen Einweißes, Anurie, Allgemeininfektion infolge hochgradiger Abwehrschwäche.

Sofortmaßnahmen:
- Entfernung der Kleider.
- Volumenauffüllung. Nach Möglichkeit soll dieser Flüssigkeitsersatz oral erfolgen (besonders bei kleineren Verbrennungen).
- Ist ein oraler Flüssigkeitsersatz nicht mehr möglich, so wird eine Elektrolytlösung intravenös infundiert. Blutdruck und Puls des Patienten werden überwacht
- Die verbrannten Hautpartien werden steril abgedeckt (Brandwundenverbandtuch).
- Der Patient wird gegen Auskühlung geschützt (Wolldecke).
- Anforderung: Beim Fehlen von Allgemeinreaktionen: RTW, bei schwerem Schock: NAW.

Kleinere Verbrennungen:

Kleinere Verbrennungen (Hände!) meist 1. oder 2. Grades, werden möglichst intensiv gekühlt (Eisstückchen, notfalls fließendes, kaltes Wasser).

Diese Kühlung sollte durchgeführt werden, bis der Schmerz verschwindet; sie mildert die Auswirkungen der Verbrennung.

Das Aufbringen von „alten Hausmitteln", wie Mehl, Butter, Margarine oder ähnlichem ist nicht ratsam und darum zu vermeiden.

4.13 Erfrierungen:

Durch lokale Kälteeinwirkung auf die Hautoberfläche kommt es, meist symmetrisch, zu einer Schädigung des Gewebes, die analog zur Verbrennung in vier Stadien eingeteilt wird:

1. Blässe, später Rötung: Schädigung der äußeren Hautschichten.
2. Schädigung der äußeren Hautschichten mit Blasenbildung.
3. Schädigung auch der tiefen Hautschichten und des Unterhautgewebes. Folge: Nekrosen, Vernarbung nach Demarkation.
4. Kältegangrän. Folge: Gliedverlust.

Zu einer Autointoxikation, wie das bei der Verbrennung der Fall sein kann, kommt es bei der Erfrierung fast nie.

Komplikationen: Die akute Gefahr des Erfrierungspatienten besteht in erster Linie in einer Schockreaktion. Später können über das lokale Geschehen und den Schock hinaus infektiöstoxische Allgemeinerscheinungen auftreten.

Sofortmaßnahmen:
● Die peripher gedrosselte Durchblutung im Bezirk der Erfrierung muß möglichst bald normalisiert werden.
● Diese Durchblutungssteigerung geschieht schonend (keine strahlende Wärme, keine Abreibung mit Schnee), um die sog. „Wiedererwärmungsschäden" zu vermeiden.
● Der Patient wird sofort in einen warmen Raum verbracht, mit einer Wolldecke umhüllt, ggf. werden besonders kältegeschädigte Körperteile schonend und langsam erwärmt.

- Der Genuß von Nikotin führt, ebenso wie größere Mengen von Alkohol, zu einer Vasokonstriktion und ist bei Erfrierungen grundsätzlich zu vermeiden.
- Blutdruck und Puls des Patienten werden laufend kontrolliert.
- Anforderung: RTW.

4.14 Hitzschlag:

Im Gegensatz zur Verbrennung bei lokal einwirkender Hitze kommt es bei allgemeinem Hitzestau im Körper durch Sonnenbestrahlung, Aufenthalt in schwüler, warmer Luft, an Fabriköfen etc. zum Hitzschlag, besonders bei gleichzeitiger Körperanstrengung. Besonders hitzegefährdet sind Kleinkinder.

Symptome: Kopfschmerzen (Hirnreizung), Erbrechen, Übelkeit, Schwindel, Herzjagen, Bewußtlosigkeit, Fieber, bei Kleinkindern auch Durchfall.

Sofortmaßnahmen:
- Beendigung der Hitzeeinwirkung durch Verbringen des Patienten in einen kühlen, schattigen Raum (entkleiden!).
- Blutdruck- und Pulsüberwachung. Bei Schockzeichen entsprechende Lagerung des Patienten (Beine hoch, Kopf tief).
- Nötigenfalls intravenöser Flüssigkeitsersatz (s. Kapitel Schock).
- Anforderung: Wenn kein Schock vorliegt: RTW, bei Bewußtlosigkeit oder tiefer Schockreaktion: NAW.

4.15 Akutes Abdomen:

Die Bezeichnung „Akutes Abdomen" ist ein Sammelbegriff für eine große Anzahl akuter Baucherkrankungen verschiedener Genese, die durch die

Symptomentrias

Schmerz – Bauchdeckenspannung – Peristaltikstörung

gekennzeichnet sind. Weitere Symptome können sein:

Kreislauf- und Atemstörung (Pulsveränderungen, Schweißabsonderung, Abkühlen der Extremitäten, Blässe, beschleunigte Atmung).
Die Ursachen sind nicht nur bei intraabdominellen Störungen zu finden (Ileus, Gallen- oder Nierenkoliken, Verletzung von Bauchorganen, perforiertes Magengeschwür, Peritonitis, etc.), sondern auch bei extraabdominellen Erkrankungen (zwerchfellnahe Pneumonie, akute Pankreatitis, Herzinfarkt u. a.), unter Umständen sogar in einer Allgemeinerkrankung (zum Beispiel diabetisches Präkoma).

Sofortmaßnahmen:
- Wichtig ist die sofortige Klinikeinweisung.
- Keine Analgetika oder Abführmittel geben, bevor die Ursache des akuten Abdomens restlos geklärt ist!
- Der Begriff „akutes Abdomen" stellt keine Diagnose dar, sondern ein Syndrom, das in den meisten Fällen auf eine dringend chirurgisch zu behandelnde Erkrankung hinweist.
- Anforderung: RTW, bei Verdacht auf Herzinfarkt: NAW.

4.16 Der komatöse Patient:

Bei dem Koma handelt es sich um eine tiefe Bewußtseinsstörung, die durch äußere Reize nicht unterbrochen werden kann.

Die beginnende, sich entwickelnde Bewußtseinsstörung, die besonders bei Stoffwechselkrankheiten zu finden ist, heißt „Präkoma".

Die Ursachen für diese komatösen Zustände sind vielfältig: apoplektisches Koma, diabetisches Koma, hypoglykämisches Koma, Leberkoma, urämisches Koma u. a. m.

Die differentialdiagnostischen Überlegungen, die **nach** einer Klinikeinweisung anzustellen wären, sollten sich auch vom Fundort des Patienten beeinflussen lassen:

Fundort Bett: Stoffwechselentgleisung, Suizidversuche, Vergiftungen, Infektionskrankheiten, Hirntumore, apoplekt. Insult.

Fundort Arbeitsplatz: Herzinfarkt, apoplektischer Insult, Vergiftungen mit gewerblichen Stoffen (Benzin, Gase, Lösungsmittel, etc.).

Fundort Straße: Apoplektischer Insult, Epilepsie, Kopftrauma, Alkoholabusus.

Fundort Garage: Kohlenmonoxydvergiftung.

Fundort Strand: Ertrinken, Hitzschlag.

Oft werden bei komatösen Patienten verschiedene pathologische Atemtypen gefunden, die Rückschlüsse auf die Krankheitsursache erlauben:

Kußmaul'sche „große" Atmung: sehr kräftige, langsame und tiefe Atmung durch Reizung des Atemzentrums bei Azidosen (Urämie, Coma diabeticum). Durch diese tiefe Atmung soll mehr CO_2 abgeatmet und dadurch der Blut-pH-Wert alkalisiert werden.

Cheyne-Stokes-Atmung: periodisch unterbrochene Atmung, bei der nach den Pausen die Atemzüge zunehmend tiefer und dann wieder flacher werden. Durch eine Schädigung (z. B. infolge Sauerstoffmangels) ist die Ansprechbarkeit des Atemzentrums auf ansteigenden CO_2-Druck vermindert; es muß sich erst eine größere CO_2-Menge anreichern (während der Atempausen), bevor die Reizschwelle erreicht ist. Vorkommen besonders bei Herz- und Gehirnleiden.

Biot'sche Atmung: tiefe, große Atmung mit Pausen: Schädigung des Atemzentrums bei organischen Hirnprozessen.

Sofortmaßnahmen bei komatösen Patienten:

- Wenn möglich, etwaige Ursachen der Bewußtlosigkeit entfernen (Gase, Gifte, etc.).

- Grundsätzlich soll – auch bei Vergiftungen – Bewußtlosen nichts eingeflößt werden; es soll auch kein Erbrechen provoziert werden (Aspirationsgefahr).
- Die Sofortmaßnahmen beschränken sich, wenn die Ursache der Bewußtlosigkeit nicht näher eingekreist werden kann, auf die Sicherung der Vitalfunktionen.
- Kontrolle der Atmung.
- Blutdruckmessung und Pulskontrolle.
- Verbringen des Patienten in die stabile Seitenlage.
- Sichern der Atemwege (Entfernen von Zahnprothesen, Überstrecken des Kopfes, Vorziehen der Zunge).
- Sauerstoffgabe.
- Siehe auch Kapitel „Atemstillstand, Herz-Kreislauf-Stillstand, Hypoglykämie, diabetisches Koma, Apoplexie".
- Anforderung: NAW.

5 Die Vitalfunktionen: Atmung und Kreislauf

5.1 Atemstillstand

Die unwillkürliche Atmung wird u. a. gesteuert durch eine pH-Messung des Blutes. Die dazu notwendigen Rezeptoren befinden sich im Carotissinus, im Aortenbogen und im Atemzentrum in der Medulla oblongata.

Meßgröße ist hierbei die Konzentration des Kohlendioxyds im Blut. Steigt dieser CO_2-Druck an, so wird über Nervenreize die Atmung vertieft, um dadurch mehr CO_2 abzuatmen. Sinkt dieser CO_2-Druck im Blut unter eine gewisse Schwelle (etwa durch eine Hyperventilation), so bleibt der nervale Atemreiz aus; es tritt ein reflektorischer Atemstillstand ein, der bis zum Wiederanstieg des Kohlendioxyddruckes im Blut andauert.

Der Sauerstoffgehalt des Blutes ist zwar für den Menschen von vitaler Bedeutung, spielt aber beim Atmungsgesunden in der Atemsteuerung keine entscheidende Rolle.

Beim Lungenemphysem kommt es zu einer ständigen Erhöhung des Kohlendioxyd-Druckes im Blut, was zu einer wesentlichen Veränderung in der Atemsteuerung führt. Meßgröße ist hierbei nicht mehr der CO_2-, sondern der Sauerstoffgehalt des Blutes.

Die Sauerstoffgabe kann also, besonders bei Verwendung einer Beatmungsmaske, beim chronischen Emphysematiker einen reflektorischen Atemstillstand hervorrufen.

Weitere Ursachen für einen Atemstillstand:

1. Verlegung der Atemwege

z. B. durch:
Zurückfallen der Zunge beim bewußtlosen oder gelähmten Patienten,
Fremdkörper (Erbrochenes, Blut, Gebißteile, Speisen),
Verletzungen der Atemwege,
Schwellungen (Insektenstiche!) oder
Verätzungen (Laugen) der Atemwege.

2. Schädigung des Atemzentrums

durch eine schwere Azidose (z. B. infolge gehemmter Atmung) kann das Atemzentrum in der Medulla oblongata so stark geschädigt werden, daß die Atmung weiter eingeschränkt oder gar eingestellt wird.

Schädigung des Atemzentrums durch weitere Faktoren wie Vergiftungen (Schlaf- und Beruhigungsmittel), Gehirnverletzungen, Schlaganfall oder Hitzeschäden.

3. Herzstillstand

Ein Herzstillstand hat immer einen Atemstillstand zur Folge. Ursache z. B.: Anaphylaktischer Schock, Herzinfarkt, Stromverletzungen.

Symptome beim Atemstillstand:

Fehlende Atemexkursionen des Brustkorbes, fehlende Bauchbewegung, Zyanose (Lippen, Akren), beiderseits erweiterte Pupillen. Beim Verschluß der Atemwege (Verlegung durch Gegenstände, reflektorischer Kehlkopfverschluß) kann die reflektorische Dehnung des Brustkorbes (infolge fortlaufender Atemreize) bei gleichzeitiger Einziehung des Bauches eine Atemexkursion vortäuschen („Schaukelatmung", „paradoxe Atmung").

Sofortmaßnahmen bei Atemstillstand:

- Beatmung, wenn möglich mit Hilfsmitteln:
  Oro-Tubus
  Safar-Tubus
  Masken-Beatmung mit Ruben-Beutel oder
  Mund-zu-Nase-Beatmung
  Mund-zu-Mund-Beatmung.
- Sauerstoffgabe
- Überwachung der Herzfunktion
- Anforderung: NAW.

5.2 Freihalten der Atemwege

Bei tiefer Bewußtlosigkeit können lebenswichtige Reflexe wie Schluck-,

Nies-, Brech- und Würgereflex erloschen sein. Die Muskulatur ist erschlafft, und wenn der Patient auf dem Rücken liegt, kann die Zunge nach dorsal zur Rachenhinterwand sinken und den Atemweg versperren. Dies

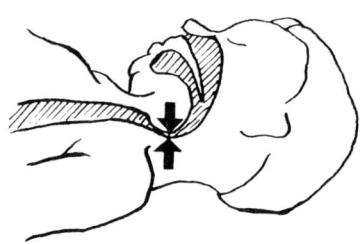

läßt sich verhindern durch ein Überstrecken des Kopfes nach dorsal

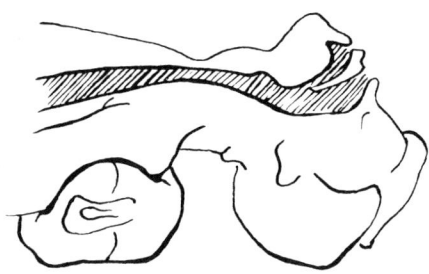

und Vorziehen des Unterkiefers nach ventral (siehe Abbildung).

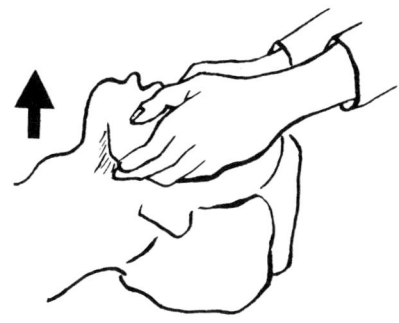

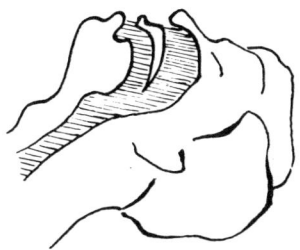

Tritt nach diesen Maßnahmen zur Befreiung der Atemwege bei dem Bewußtlosen keine Spontanatmung ein, so muß im Mund/Rachenraum nach mechanischen Atemhindernissen gesucht werden (Speisereste etc.). Zahnprothesen sind grundsätzlich zu entfernen. Führt eine dieser Maßnahmen zum Erfolg, so muß der Patient in eine Körperlage verbracht werden, die die Freihaltung der Atemwege sicherstellt.

Dies wird durch die sogenannte „stabile Seitenlage" erreicht: Der auf der Seite liegende Patient wird durch Anwinkeln des bodennahen Beines zur einen – durch den bodennahen Arm zur anderen Seite gegen Lageveränderungen gesichert. Der Kopf wird maximal nach dorsal gestreckt und in dieser Position durch die Hand es bodenfernen Armes fixiert (siehe Abbildung). Nach Verbringen des Patienten in diese „stabile Seitenlage" ist die Atmung nochmals zu kontrollieren.

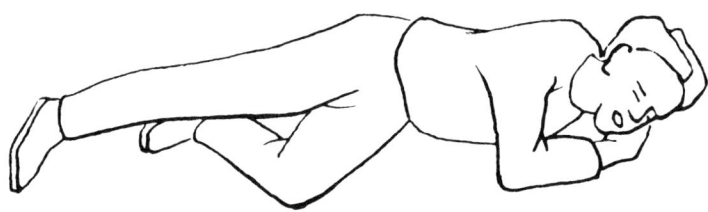

5.3 Guedel-Tubus

Das Überstrecken und die stabile Seitenlage können ersetzt werden durch die Anwendung eines Guedel Tubus (siehe Abbildung).

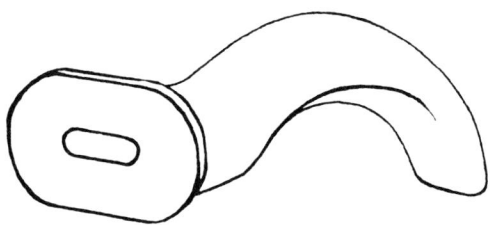

Die Zunge des Bewußtlosen wird durch ein gebogenes abgeflachtes Gummirohr am Zurücksinken in den Rachen gehindert. Gleichzeitig ist ein Atmen und ein Absaugen von Sekreten durch dieses Rohr möglich. Verwendet wird dieser Tubus in einer Größe, die den jeweiligen Verhältnissen im Rachenraum des Patienten entspricht (nur einwandfreier Sitz des Tubus garantiert ein Freihalten der Atemwege).

Ist der Tubus zu lang, so kann er die Epiglottis zurückfalten und so die Luftröhre verschließen. Außerdem besteht hier besonders die Gefahr, einen Brechreflex auszulösen.

Ist der Tubus hingegen zu kurz, so kann er die Zunge nicht vollständig zurückfalten; die Atemwege wären dann nicht frei.

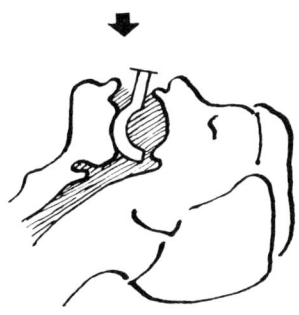

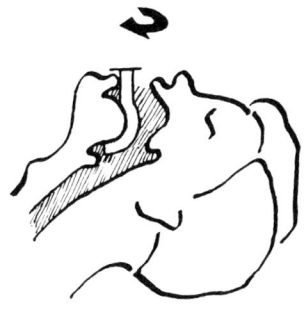

Das Anlegen des Tubus geschieht folgendermaßen: Der Tubus wird durch den geöffneten Mund hindurch mit der Rundung auf die Zunge des Patienten gelegt und mit einer Drehung um 180° tiefergeschoben (siehe Abbildung). Ein etwa ausgelöster Brechreflex zwingt zum Entfernen des Tubus.

Führen alle Maßnahmen zur Befreiung der Atemwege nicht zum Erfolg, so muß der Patient beatmet werden. Während dieser Beatmung wird der Kopf in der maximal nach dorsal gestreckten Stellung fixiert (durch Unterlegen geeigneter Gegenstände, etwa einer Wolldecke) und der Unterkiefer ständig nach ventral vorgezogen.

Stehen keine Hilfsmittel zur Verfügung, so wird eine Mund-zu-Nase-Beatmung durchgeführt. Nur wenn dies durch irgendwelche Umstände (z. B. Verlegung der Nasenwege, Nasenbeinfrakturen) verhindert wird, soll über den Mund beatmet werden.

In günstigen Fällen kehrt schon nach wenigen Minuten künstlicher Beatmung die Spontanatmung zurück, was sich durch ein Schwinden der Zyanose, Engerwerden der Pupillen, Heben und Senken des Brustkorbes und eine Rückkehr der rosigen Hautfarbe bemerkbar macht.

Grundsätzlich soll aber die Atemspende erst bei völlig normaler Spontanatmung beendet werden.

Kommt es während der Beatmung beim Patienten zum Erbrechen, so muß sein Kopf zur Seite gedreht werden, um eine Aspiration zu verhindern.

5.4 Technik der Mund-zu-Nase-Beatmung

Mit der unter den Nacken des Patienten geschobenen Hand wird der Nacken des Patienten angehoben und die andere, auf den Scheitel aufgelegte Hand, streckt den Kopf nach dorsal (Vorsicht bei HWS-Verletzungen).

Die unter dem Nacken liegende Hand wird vorgezogen und auf den Unterkiefer des Patienten gelegt, um diesen nach ventral vorzuziehen, wobei der Daumen den Mund verschließt.

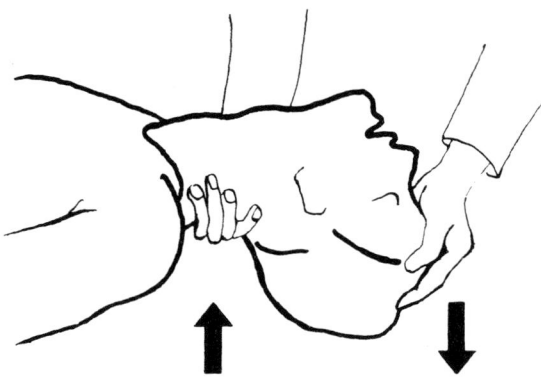

Nach tiefer Inspiration verschließt der Atemspender mit seinem Mund beide Nasenlöcher des Bewußtlosen und bläst mit möglichst kräftigem Druck seine Ausatemluft in die Nase des Patienten. Die Ausatmung erfolgt spontan.

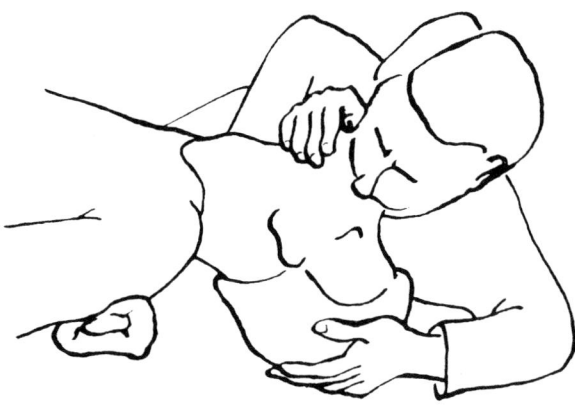

5.5 Technik Mund-zu-Mund-Beatmung

Vorziehen des Unterkiefers nach ventral durch eine Hand. Öffnen des Mundes mit dem Daumen, Schließen der Nase des Patienten mit Daumen und Zeigefinger der anderen Hand und Einblasen der Ausatemluft in den Mund des Bewußtlosen. Während dieses Vorganges wird der Kopf des Patienten ständig nach dorsal gestreckt gehalten.

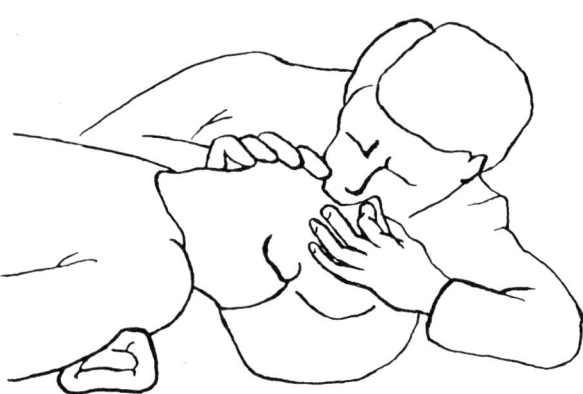

Die Frequenz der Atemspenden sollte bei 12 bis 16 je Minute (4 bis 5 Sekunden je Atemzug) liegen.

Die Atemspende kann vereinfacht werden durch folgende Hilfsmittel:

5.6 Safar-Tubus

(Doppelmundtubus, siehe Abbildung)

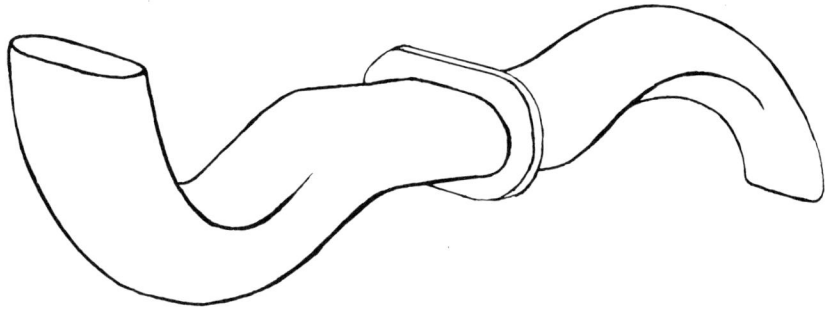

Das Einführen des Tubus in den Mundraum des Bewußtlosen geschieht durch Drehbewegung (siehe Guedeltubus). Nach Verschließen von Mund

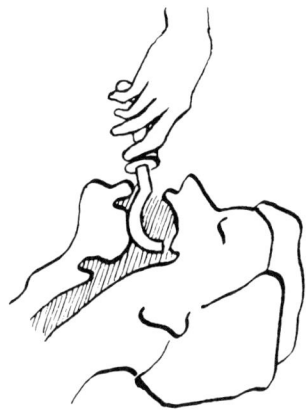

und Nase des Patienten kann durch das freie Ende des Tubus hindurch beatmet werden.

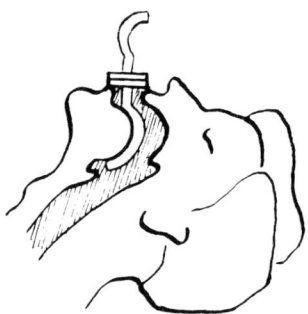

Die beiden Hälften des Tubus sind unterschiedlich groß, die verwendete Größe muß den Verhältnissen im Rachenraum des Patienten entsprechen.

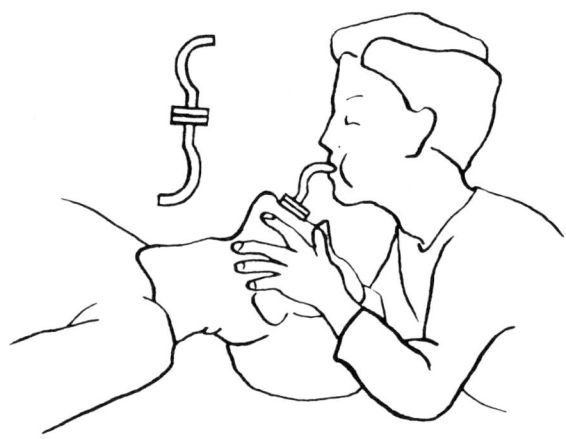

5.7 Oro-Tubus

Dieses Hilfsmittel ersetzt die Beatmungsmaske und gewährleistet gleichzeitig einen sicheren Verschluß der Nase: Das ovale Ansatzstück wird in den Mund des Patienten eingeführt, das runde Ansatzstück dient zum Anschluß des Beatmungsbeutels (Rubenbeutel) oder zum Einblasen der Ausatemluft.

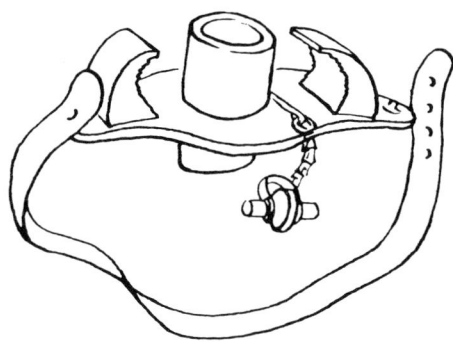

Der Oro-Tubus wird in seiner Stellung durch ein Gummiband fixiert, mit der Nasenklemme wird die Nase verschlossen (auf dichten Verschluß ist zu achten, da sonst keine ausreichende Luftzufuhr erfolgt).

Bei Verwendung dieses Hilfsmittels muß aber durch Überstrecken des Kopfes nach dorsal und Vorziehen des Unterkiefers ein Freihalten der Atemwege sichergestellt werden.

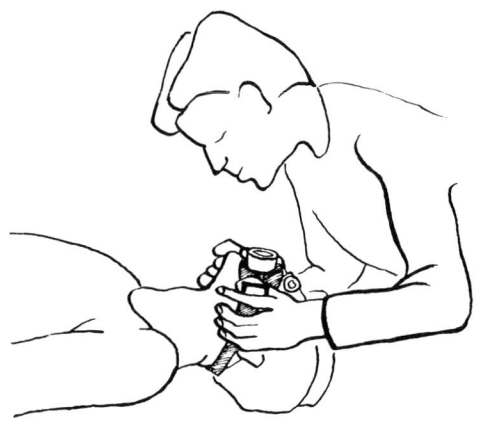

5.8 Maskenbeatmung

Die Beatmungsmaske umschließt Mund und Nase des Bewußtlosen, so daß der manuelle Verschluß der Nase entfällt. Das dauerhaft dichte Ansetzen der Maske erfordert aber einiges Geschick und gelingt, insbesondere bei bärtigen Patienten, oft nur mit etwas Übung.

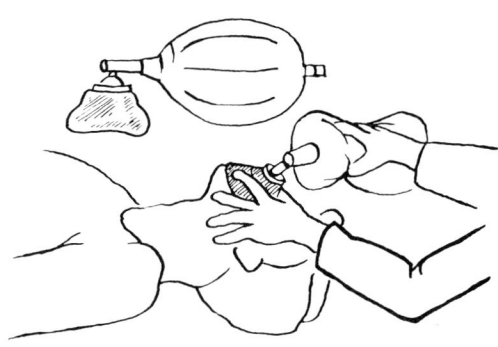

Gleichzeitig mit dem Halten der Maske muß mit der selben Hand der Unterkiefer nach ventral gezogen werden und der Kopf nach dorsal überstreckt werden, denn die andere Hand bedient den Beatmungsbeutel. Durch Beobachtung der Atemgeräusche muß ständig der dichte Maskensitz geprüft werden.

Durch Druck auf den Rubenbeutel wird dem Bewußtlosen Atemluft zugeführt, die in ihrer Qualität der Ausatemluft eines Atemspenders überlegen ist.

Die Ausatmung des Bewußtlosen geschieht spontan durch die Maske.

5.9 Kehlkopfpunktion durch Kanülen

Bei verschiedenen Erkrankungen der Atemwege, besonders des Kehlkopfes, kann ein Erstickungstod u. U. nur durch eine Eröffnung des Kehlkopfes verhindert werden.

Die Tracheotomie als chirurgischer Eingriff sei Fachleuten überlassen. Auf ein technisch einfacheres Vorgehen durch das Verbringen mehrerer großlumiger Kanülen in den Kehlkopf sei aber an dieser Stelle hingewiesen.

Diese „Kehlkopfpunktion" stellt eine absolute „Ultima ratio" dar, die erst nach Ausschöpfung aller anderen Möglichkeiten angewendet werden darf, um den sicheren Erstickungstod zu verhindern.

Möglich sind solche Situationen z. B. bei einem Glottisödem nach oraler Säuren- oder Laugenaufnahme, nach Insektenstichen im Rachen/Kehlkopfbereich oder bei den Pseudokrupp-Anfällen der Kleinkinder.

Geeignet ist im Notfall jede großlumige Kanüle, besonders zu empfehlen wären aber die Kunststoff-Verweilkanülen mit Metallinnenkanüle. Voraussetzung für den ausreichenden Gasaustausch ist ein großes Lumen. Man verwende beispielsweise 8 bis 10 Braunülen der Größe 2 (Innendurchmesser 1,5 mm).

Technik:

Die Kanülen werden unterhalb des Schildknorpels (siehe Abbildung) und
oberhalb des Ringknorpels medial eingeführt und tiefer geschoben, bis
Atemgeräusche hörbar werden (maximal 2 cm beim erwachsenen Mann).
Um das Lumen der Verweilkanüle zu vergrößern und die Verletzungsge-
fahr zu verringern, wird die Metallinnenkanüle entfernt. Mehrere, so dicht
nebeneinander gesetzte Kanülen werden mit dem Heftpflaster fixiert.

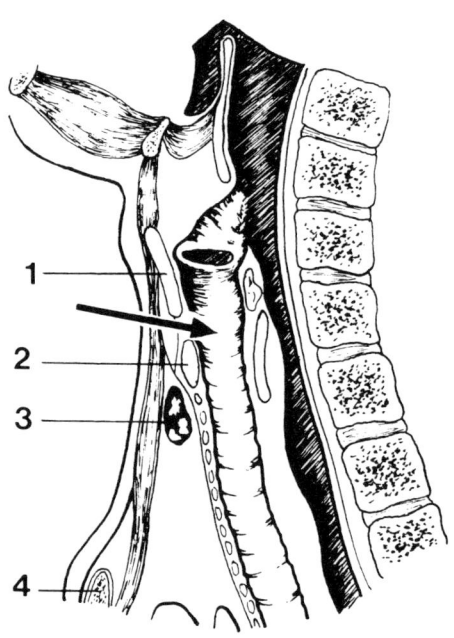

1 Schildknorpel
2 Ringknorpel
3 Isthmus der Schilddrüse
4 Brustbein

5.10 Herz-Kreislauf-Stillstand

Mit dem Auftreten eines Herzstillstandes muß besonders gerechnet werden beim Vorliegen eines Herzinfarktes im akuten Stadium sowie bei einer dramatisch verlaufenden anaphylaktischen Reaktion.

Außerdem führt ein anhaltender Atemstillstand immer zum Herzstillstand.

Darüber hinaus kommen aber viele weitere Ursachen in Betracht:

> Stromunfälle, Kohlenmonoxyd- oder Blausäurevergiftungen, akutes Herzversagen (z. B. beim Lungenödem) u. a. m.

Vom Herzstillstand, der Asystolie, sind ohne klinische Untersuchungsmethoden nicht zu unterscheiden:

1. Die minimale Herzaktion (Weak action)

Die Kontraktion des Herzens ist hierbei so gering, daß die ausgeworfene Blutmenge in keiner Weise ausreicht, einen Kreislauf aufrecht zu erhalten. Die Symptome gleichen denen der Asystolie.

2. Das Kammerflimmern

Bei dieser Störung, die besonders bei Stromunfällen und beim Herzinfarkt auftritt, kommt es zu Kontraktionen der einzelnen Herzmuskelfasern unabhängig voneinander, also ohne gemeinsamen Rhythmus. Das Herz kann sich nicht mehr kontrahieren und steht somit praktisch still (nicht zu verwechseln mit dem Vorhofflimmern!).

Symptome   eines Herz-Kreislauf-Stillstandes sind:
Bewußtlosigkeit, extreme Hautblässe, Atemstillstand, fehlen des Karotispulses (und aller anderen Pulse), beiderseits erweiterte Pupillen.

Sofortmaßnahmen beim Herzstillstand:

- Nach Möglichkeit sofort über eine Hilfsperson einen NAW alarmieren lassen.
- Beim Vorliegen **aller** Symptome eines Herzstillstandes ist die äußere Herzmassage durchzuführen (Herz-Lungen-Wiederbelebung).
- Bleibt die Herz-Lungen-Wiederbelebung ohne Erfolg (tritt keine spontane Herzaktion ein), so kann ein medikamentöser Versuch gemacht werden:
- Suprarenin 0,5 ml auf das 10fache mit NaCl verdünnt i. v.,
- Natriumbicarbonat 8,4 % 20 bis 40 ml unverdünnt i. v.,
- nach Gabe dieser Medikamente ist die Herz-Lungen-Wiederbelebung bis zum Eintreffen des Notarztes weiterzuführen.
- Die Medikamente sollten von einer Hilfsperson für die Injektion vorbereitet werden, damit eine Unterbrechung der Reanimation vermieden werden kann.

5.11 Äußere Herzmassage

Bei der äußeren Herzmassage (nach Kouwenhoven) wird durch Kompression des Brustkorbes das Herz zwischen Wirbelsäule und Brustbein zusammengedrückt. Hierdurch wird die Kontraktion des Herzmuskels ersetzt.

Da die Klappenfunktionen des Herzens voll erhalten sind, wird das Blut aus den Herzkammern in den Körper- und den Lungenkreislauf gepreßt.

Anschließend kehrt der Brustkorb – und damit auch das Herz – durch die Eigenelastizität in die Ausgangslage zurück. Dadurch kann das Herz neues Blut ansaugen.

Bei ausreichender Herzmassage ist der Radialispuls tastbar, der erreichte Blutdruck liegt dann bei etwa 60 bis 100 mm Hg. Die Frequenz sollte bei etwa 60 bis 80 Schlägen pro Minute liegen, bei schnellerer Herzmassage können die hämodynamischen Vorgänge im Herzen gestört werden, die Herzmassage wäre nicht effektiv.

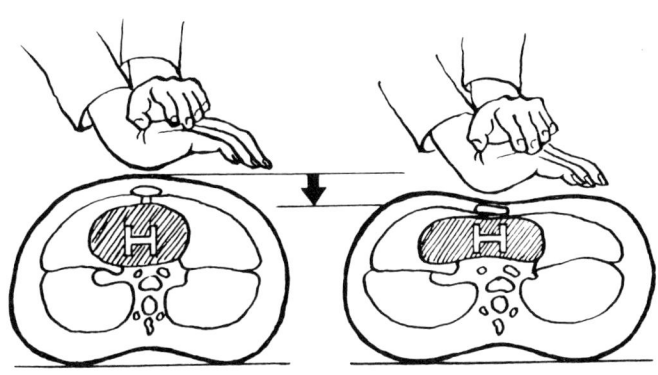

Eine ausreichende Herz-Lungen-Widerbelebung ist durchaus dazu imstande, die ausgefallenen Vitalfunktionen für mehrere Stunden zu ersetzen. Es wird ein Minimalkreislauf aufrecht erhalten, der die vitalen Zentren des Menschen (Hirn, Herz, Niere, Leber) durch Sauerstoffversorgung und Kohlendioxydentsorgung am Leben erhält.

Die Wirksamkeit der Herzmassage läßt sich deutlich erkennen an der Verengung der zuvor stark erweiterten Pupillen, an den Veränderungen der Hautfarbe und an der Tastbarkeit des Pulses beim Reanimationsstoß.

Setzt die spontane Herzaktion wieder ein, so färbt sich die Haut rosig, der Spontanpuls wird fühlbar.

Eine beginnende Spontanatmung ist ein weiterer Hinweis auf eine normale Herzaktion.

Die Herzmassage wird grundsätzlich in Verbindung mit der Atemspende (Herz-Lungen-Wiederbelebung oder Cardio-pulmonale Reanimation) durchgeführt.

Technik der Herzmassage:

Der Patient wird auf eine feste Unterlage, notfalls auf den Boden gelegt.

Auf einer federnden Unterlage, beispielsweise in einem Bett, ist eine Herzmassage nicht durchführbar.

Der Patient wird durch das Hochhalten der Beine in die Schocklage verbracht, um eine „Autotransfusion" durchzuführen. Die Beine werden in dieser Stellung fixiert (durch Unterlegen geeigneter Gegenstände) oder von einer Hilfsperson gehalten. Steht keine Hilfsperson zur Verfügung, so entfällt diese Maßnahme.

Der Behandelnde legt beide Hände übereinander und drückt das Sternum im Bereich des unteren Drittels mit dem Ballen der unteren Hand ruckartig ca. 4 bis 5 cm gegen die Wirbelsäule (ca. 1 × je Sekunde).

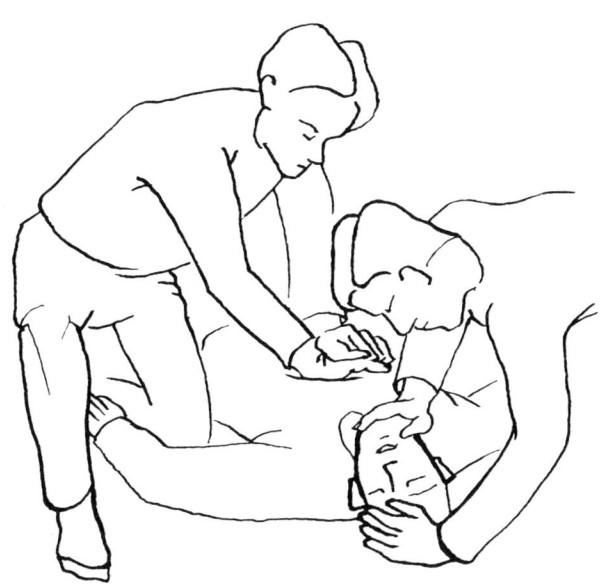

Werden Herzmassage und Beatmung von einer Person allein durchgeführt, so soll ein Rhythmus von 15 Herzmassagen (1 × je Sekunde) und 2 Atemspenden (tief und kräftig) im Wechsel eingehalten werden.

Steht eine Hilfsperson zur Verfügung, so ist es zweckmäßiger, nach jeweils fünf Herzmassagen eine Atemspende zu geben.

5.12 Venenpunktion bei Herzstillstand

Die erfolglose Herz-Lungen-Wiederbelebung kann die intravenöse Gabe von Medikamenten erforderlich machen. Eine Venenpunktion ist aber in dieser Situation nur noch möglich bei Gefäßen, die durch eine bindegewebige Fixierung ständig offengehalten werden.

Ein solches Gefäß steht uns in der Vena anonyma (auch Vena brachiocephalica genannt) zur Verfügung.

Die Punktion dieser ca. 2 cm breiten Vene stellt, insbesondere bei mangelnder Übung, natürlich ein gewisses Risiko dar, doch die letalen Folgen eines Herz-Kreislauf-Stillstandes rechtfertigen eine solche Maßnahme nach erfolgloser Reanimation absolut.

Technik:

Für die Punktion der Vena anonyma wird eine ca. 8 cm lange und 1 mm dicke Nadel verwendet. Die Punktionsstelle liegt ca. 1–2 cm entfernt vom oberen, lateralen Sternalrand, unterhalb der Klavikula und oberhalb der ersten Rippe. Die Nadel geht also unmittelbar kranial der Knorpel-Knochengrenze des ersten Kosto-Sternalgelenkes ein.

Die Punktionsrichtung der Nadel zielt auf das sternale Ende der Klavikula, wobei die Nadelführung nahezu parallel zur Klavikula verläuft und etwas nach dorsal gerichtet ist.

In einer Tiefe von 3–4 cm wird die Wand der Vena anonyma, deren Lumen ca. 2 cm beträgt, erreicht.

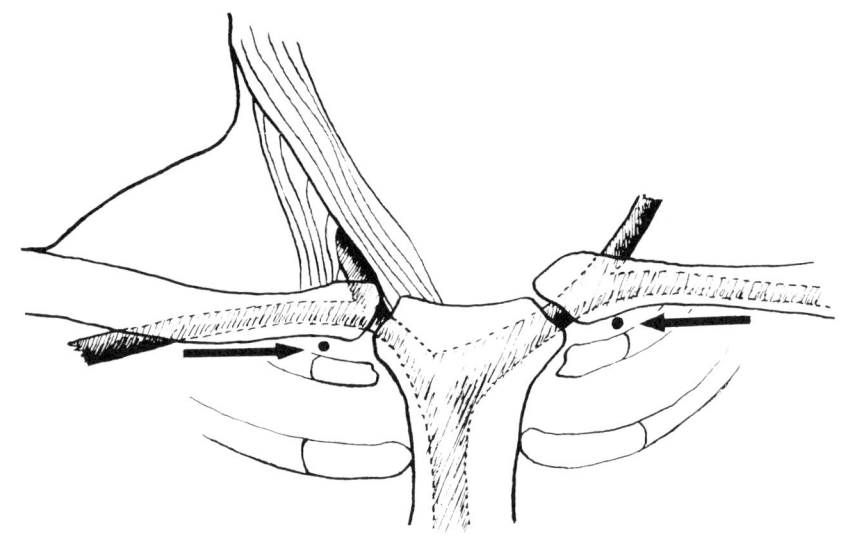

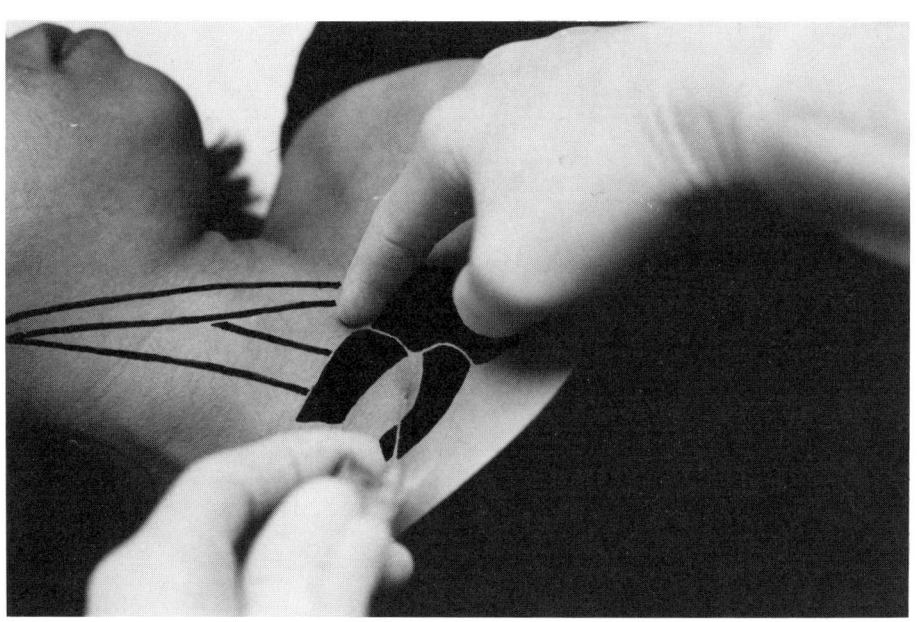

Häufigste Fehler

- Einstichpunkt zu weit lateral.
- Stichrichtung zu weit nach dorsal (Punktion der Arteria subclavia oder der Pleurakuppel).
- Richtungskorrektur bei weit vorgeschobener Nadel; die Kanüle muß zur Korrektur der Richtung bis unter die Haut zurückgezogen werden, erst dann darf mit geänderter Stichrichtung erneut vorgeschoben werden.
- Es ist durchaus sinnvoll, sich diese Technik einmal von einem darin erfahrenen Arzt demonstrieren zu lassen.

Durch die so angelegte Kanüle können, wenn bei der Herz-Kreislauf-Wiederbelebung keine spontane Herzaktion einsetzt, folgende Medikamente appliziert werden:

- Suprarenin 1:1000, 0,5 ml auf die zehnfache Menge verdünnt i. v.
- Natriumbicarbonat 8,4 %, 20 bis 40 ml unverdünnt i. v.
- Nach Gabe dieser Medikamente ist die Herz-Lungen-Wiederbelebung bis zum Eintreffen des Notarztes weiterzuführen.

Literaturverzeichnis

Anschütz, F.:   Die körperliche Untersuchung
Springer-Verlag, Berlin-Heidelberg

Bischko, J.:   Einführung in die Akupunktur
Haug-Verlag, Heidelberg

Dosch, P.:   Lehrbuch der Neuraltherapie nach Hunecke
Haug-Verlag, Heidelberg

Hegglin, R.:   Differentialdiagnose innerer Krankheiten
G. Thieme-Verlag, Stuttgart

Kaiser, H./Fischer, W.:   Techniken der Injektion
Selecta-Verlag, Planegg vor München

Köhnlein/Weller/Vogel/   Erste Hilfe
Nobel/Pabst: G. Thieme-Verlag, Stuttgart

Körting, W./Brehm, G.:   Dermatologische Notfälle in Klinik und Praxis
G. Thieme-Verlag, Stuttgart

Overzier, C.:   Systematik der inneren Medizin
G. Thieme-Verlag, Stuttgart

Pschyrembel, W.:   Klinisches Wörterbuch
Verlag de Gruyter, Berlin

Scharl, H.:   Prüfungsfragen für Heilpraktiker
Erwin-Hagen-Verlag, Freilassung

Sturm, Th.:   Grundbegriffe der inneren Medizin
Gustav-Fischer-Verlag, Stuttgart

Stichwortregister

A

Z

Informationszentren bei Vergiftungen

Berlin
Reanimationszentrum Med. Klinik und Poliklinik der Freien Universität Berlin im Klinikum Westend. 1000 Berlin 19, Spandauer Damm 130, Telefon 030/3035-466, 215, 436

Berlin
Beratungsstelle für Vergiftungserscheinungen. 1000 Berlin 19, Heubnerweg 6, Telefon 030/3023022

Bonn
Informationszentrale für Vergiftungsfälle. Universitätskinderklinik. 5300 Bonn, Adenauerallee 119, Telefon 02221/220108, 213505

Braunschweig
Med. Klinik des Städt. Krankenhauses. 3300 Braunschweig, Salzdahlumer Straße 90, Telefon 0531/62290, Zentrale 61071 und 0531/62290 (Beratungsstelle für Vergiftungen)

Freiburg
Vergiftungsinformationszentrale der Universitäts-Kinderklinik. 7800 Freiburg, Mathildenstraße 1, Telefon 0761/201-4361, Pforte 201-4301, Zentrale 2011

Hamburg
Gift-Informationszentrale des Allgem. Krankenhauses Barmbek. II. Medizinische Abteilung. 2000 Hamburg 33, Rübenkamp 148, Telefon 040/63845, 1346

Homburg (Saar)
Vergiftungsinformationszentrale der Universitäts-Kinderklinik. 6650 Homburg (Saar), Telefon 06841/162257, 162846

Kiel
Zentralstelle zur Beratung bei Vergiftungsfällen. I. Med. Universitätsklinik. 2300 Kiel, Schittenhelmstraße 12, Telefon 0431/5973268, Zentrale 5971

Koblenz
Städt. Krankenanstalten Kemperhof. Medizinische Abteilung. 5400 Koblenz, Koblenzer Straße 115–155, Telefon 0261/46021

Ludwigshafen
Entgiftungszentrale der Med. Klinik der Städt. Krankenanstalten.
6700 Ludwigshafen, Bremserstraße 79, Telefon 0621/503431,
Zentrale 5031

Mainz
Zentrum für Notfalltherapie, Entgiftung und Giftinformation.
II. Med. Universitätsklinik. 6500 Mainz, Langenbeckstraße 1,
Telefon 06131/22333, 192418, 192741, 192264

München
Toxikologische Abteilung der II. Medizinischen Klinik rechts der Isar
der Techn. Universität München. 8000 München 80, Ismaninger Straße 22,
Telefon 089/41402211

Nürnberg
Städt. Krankenanstalten. II. Med. Klinik. Toxikologische Abteilung.
8500 Nürnberg 5, Flurstraße 17, Telefon 0911/3982451

Schweiz
Toxikologisches Informationszentrum des Schweizerischen Apotheker-
Vereins am Gerichtlich-Medizinischen Institut der Universität Zürich,
Klosbachstraße 107, Telefon 004151/326666

Beratung über Wutschutz

Baden-Württemberg
Bürgerhospital, Medizinische Klinik I, Tunzhofer Straße 14–16,
7000 Stuttgart 1, Telefon 0711/20251

Bayern
Bayerische Landesimpfanstalt, Am Neudeck 1, 8000 München 95,
Telefon 089/662081

Berlin (West)
Landesimpfanstalt Berlin mit tropenmedizinischer Beratungsstelle,
Ansbacher Straße 5, 1000 Berlin 30, Telefon 0307/21221

Bremen
Zentralkrankenhaus St.-Jürgen-Straße, Klinikum für Innere Medizin, Prof.-
Hess-Kinderklinik, St.-Jürgen-Straße, 2800 Bremen, Telefon 0421/4971

Hamburg
Bernhard-Nocht-Institut für Schiffs- und Tropenkrankheiten,
Bernhard-Nocht-Straße 74, 2000 Hamburg 4, Telefon 040/311021

Hessen
I. Medizinische Univ.-Klinik (Städtische Krankenanstalten),
6000 Frankfurt, Telefon 069/6301-5126

Nordrhein-Westfalen
Univ.-Kliniken der Gesamthochschule Essen, Abteilung Medizinische
Virologie und Immunologie, Hufelandstraße 55, 4300 Essen 1,
Telefon 0201/79913550-51

Rheinland-Pfalz
Univ.-Kliniken, Poliklinik der Medizinischen Klinik, 6500 Mainz,
Telefon 06131/191

Saarland
I. Medizinische Univ.-Klinik im Landeskrankenhaus, 6650 Homburg (Saar),
Telefon 06841/163000

Schleswig-Holstein
I. Chirurgische Univ.-Klinik Kiel, Hospitalstraße 40, 2300 Kiel,
Telefon 0431/5971

WHO-Referenzzentrum für Tollwut
Bundesforschungsanstalt für Viruskrankheiten der Tiere,
Paul-Ehrlich-Straße 28, 7400 Tübingen, Telefon 07071/6031

Veterinäruntersuchungsämter, die Tollwutdiagnostik beim Tier vornehmen

Baden-Württemberg
Staatliches Tierärztliches Untersuchungsamt Stuttgart, Azenbergstraße 14 a, 7000 Stuttgart 1, Telefon 0711/20501

Tierhygienisches Institut Freiburg, Am Moosweiher 2, 7800 Freiburg, Telefon 0761/16011

Staatliches Tierärztliches Untersuchungsamt Heidelberg, Czernyring 22 b, 6900 Heidelberg, Telefon 06221/23602/03

Staatliches Tierärztliches Untersuchungsamt Aulendorf, Löwenbreitestraße 20, 7960 Aulendorf, Telefon 07525/7055

Bayern
Bayerische Landesanstalt für Tierseuchenbekämpfung, Veterinärstraße 2, 8042 Oberschleißheim, Telefon 089/3151626

Berlin (West)
Landesanstalt für Veterinärmedizin und Lebensmittelhygiene, Wilskistraße 35, 1000 Berlin 37, Telefon 0307/8131051

Bremen
Staatliches Veterinäruntersuchungsamt, Utbremer Straße 67, 2800 Bremen, Telefon 0421/397-8106

Niedersachsen
Staatliches Veterinäruntersuchungsamt, Dresdener Straße 6, 3300 Braunschweig, Telefon 0531/692432

Staatl. Veterinäruntersuchungsamt, Eintrachtweg 17, 3000 Hannover, Telefon 0511/818097

Staatliches Veterinäruntersuchungsamt, Philosophenweg 38, 2900 Oldenburg, Telefon 0441/71018

Staatliches Veterinäruntersuchungsamt, Heckenweg 6, 2160 Stade, Telefon 04141/2190 und 3869

Nordrhein-Westfalen
Staatliches Veterinäruntersuchungsamt, Deutscher Ring 100,
4150 Krefeld, Telefon 02151/770026

Staatliches Veterinäruntersuchungsamt, Zur Taubeneiche 10–12,
5770 Arnsberg 2, Telefon 02931/1805

Staatliches Veterinäruntersuchungsamt, Berliner Allee 1, 4930 Detmold,
Telefon 05231/26854

Staatliches Veterinäruntersuchungsamt, Von-Esmarch-Straße 12,
4400 Münster, Telefon 0251/80021

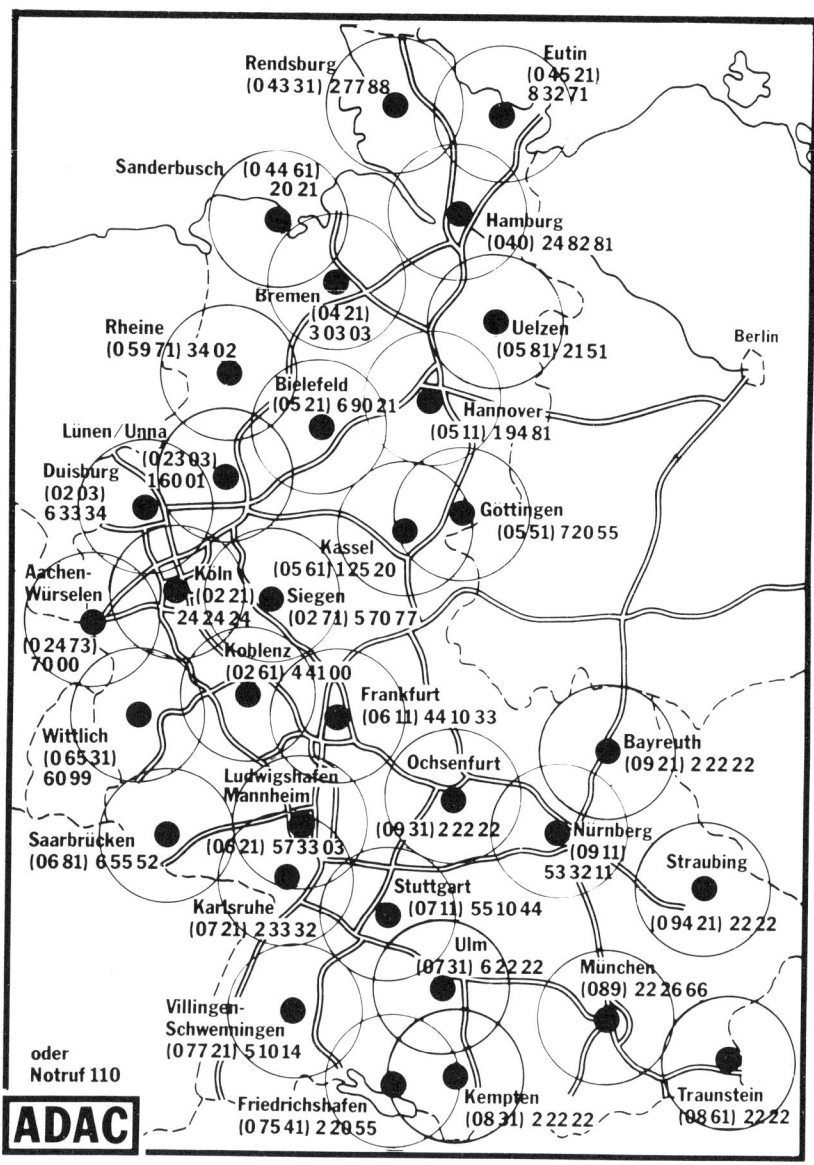

Rettungshubschrauberstationen in der Bundesrepublik mit den zugehörigen Rufnummern (nach ADAC)

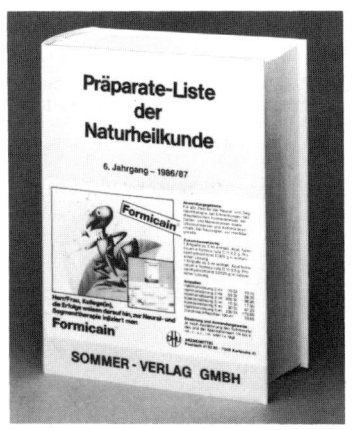